# 临床护理研究与新进展

LINCHUANG HULI YANJIU YU XINJINZHAN

王娴娴　等 主编

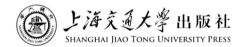

上海交通大学出版社
SHANGHAI JIAO TONG UNIVERSITY PRESS

**内容提要**

本书秉承整体护理的观念,将基础理论与临床实践相结合,先简要介绍了生命体征的测量,而后详细阐述了神经内科、心内科、呼吸内科、消化内科、肾内科、普外科、骨科及妇产科护理的内容。适合各级护理工作者和医学院校护理专业学生参考、使用。

**图书在版编目(CIP)数据**

临床护理研究与新进展 / 王娴娴等主编. --上海:
上海交通大学出版社,2021.9
ISBN 978-7-313-25369-9

Ⅰ. ①临… Ⅱ. ①王… Ⅲ. ①护理学-研究 Ⅳ.
①R47

中国版本图书馆CIP数据核字(2021)第175848号

# 临床护理研究与新进展
LINCHUANG HULI YANJIU YU XINJINZHAN

主  编:王娴娴  等

出版发行:上海交通大学出版社     地   址:上海市番禺路951号
邮政编码:200030            电   话:021-64071208
印   制:广东虎彩云印刷有限公司
开   本:710mm×1000mm 1/16     经   销:全国新华书店
字   数:217千字            印   张:12.5
版   次:2023年1月第1版        插   页:2
书   号:ISBN 978-7-313-25369-9    印   次:2023年1月第1次印刷
定   价:128.00元

# 编委会

**BIAN WEI HUI**

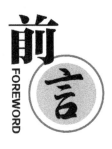

前言 FOREWORD

护理学是一门技术性很强的综合性应用科学,在保护和增进人民健康的事业中承担着重要的角色。随着医学科学技术的飞速发展,新的医疗仪器的开发和使用,新的诊疗手段的应用和推广,新技术、新方法在临床实践中开始广泛应用,带动了护理理念、护理业务及护理人员职业行为的重大变革,促进了护理学迅速向更广阔、更深入的领域发展,为人类健康保健提供了可靠的保障。对护理学知识和技术的不断研究和探索,是临床医学前沿进行护理研究的主题,也是每一位护理工作者的不懈追求。在护理工作中,不仅要求护理工作者具备扎实的理论基础和熟练的操作技术,更要在面对有着不同生理、心理、社会需求的患者时,能够对患者的健康情况进行评估、分析、判断、决策,从而采取个性化的护理措施以解决患者存在或潜在的护理问题,为患者提供安全、专业、舒适、满意的护理服务,积极促进患者的康复。因此,我们参阅了国内外大量最新、最权威的文献,结合护理实践编写了《临床护理研究与新进展》一书,希望对护理工作者、护理教育者有所帮助。

本书秉承整体护理的观念,将基础理论与临床实践相结合,先简要介绍了生命体征的测量,而后详细阐述了神经内科、心内科、呼吸内科、消化内科、肾内科、普外科、骨科及妇产科护理的内容。本书兼顾理论的准确性和知识的时效性,集科学性、先进性和实用性于一体,能更好地满足现

1

阶段护理学行业的需要,适合各级护理工作者和医学院校护理专业学生参考、使用。

由于护理学内容繁多,且编写时间仓促,书中存在的疏漏甚或谬误之处,恳请广大读者见谅,并望批评指正。

《临床护理研究与新进展》编委会

2021 年 1 月

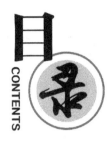

目录

CONTENTS

第一章　生命体征的测量 ………………………………………………………（1）

　　第一节　体温 ………………………………………………………………（1）

　　第二节　脉搏 ………………………………………………………………（7）

　　第三节　呼吸 ………………………………………………………………（10）

　　第四节　血压 ………………………………………………………………（13）

第二章　神经内科护理 …………………………………………………………（17）

　　第一节　脑出血 ……………………………………………………………（17）

　　第二节　脑梗死 ……………………………………………………………（23）

　　第三节　帕金森病 …………………………………………………………（28）

　　第四节　重症肌无力 ………………………………………………………（32）

第三章　心内科护理 ……………………………………………………………（41）

　　第一节　心包炎 ……………………………………………………………（41）

　　第二节　心肌病 ……………………………………………………………（49）

　　第三节　心力衰竭 …………………………………………………………（58）

　　第四节　急性心肌梗死 ……………………………………………………（65）

第四章　呼吸内科护理 …………………………………………………………（69）

　　第一节　慢性阻塞性肺疾病 ………………………………………………（69）

　　第二节　肺血栓栓塞症 ……………………………………………………（73）

　　第三节　肺脓肿 ……………………………………………………………（79）

　　第四节　呼吸衰竭 …………………………………………………………（83）

第五章　消化内科护理 …………………………………………………………（88）

　　第一节　急性胃炎 …………………………………………………………（88）

第二节　慢性胃炎 ……………………………………………… (89)

第三节　消化性溃疡 …………………………………………… (92)

第六章　肾内科护理 ……………………………………………… (98)

第一节　急性肾小球肾炎 ……………………………………… (98)

第二节　急进性肾小球肾炎 …………………………………… (104)

第三节　间质性肾炎 …………………………………………… (109)

第四节　IgA 肾病 ……………………………………………… (113)

第五节　糖尿病肾病 …………………………………………… (116)

第七章　普外科护理 ……………………………………………… (123)

第一节　急性乳腺炎 …………………………………………… (123)

第二节　乳腺癌 ………………………………………………… (126)

第三节　急性阑尾炎 …………………………………………… (132)

第八章　骨科护理 ………………………………………………… (139)

第一节　锁骨骨折 ……………………………………………… (139)

第二节　股骨颈骨折 …………………………………………… (142)

第三节　颈椎间盘突出症 ……………………………………… (148)

第四节　腰椎间盘突出症 ……………………………………… (155)

第九章　妇产科护理 ……………………………………………… (160)

第一节　阴道炎 ………………………………………………… (160)

第二节　子宫颈炎 ……………………………………………… (165)

第三节　盆腔炎性疾病 ………………………………………… (169)

第四节　多囊卵巢综合征 ……………………………………… (172)

第五节　子宫肌瘤 ……………………………………………… (177)

第六节　早产 …………………………………………………… (183)

第七节　胎盘早剥 ……………………………………………… (186)

第八节　产后出血 ……………………………………………… (189)

参考文献 …………………………………………………………… (194)

# 第一章 生命体征的测量

## 第一节 体 温

### 一、正常体温及生理性变化

#### (一)正常体温

通常说的体温是指机体内部的温度,即胸腔、腹腔、中枢神经的温度,又称体核温度,较高且稳定。皮肤温度称体壳温度。临床上通常用口温、肛温、腋温来代替体温。在这 3 个部位测得的温度接近身体内部的温度,且测量较为方便。3 个部位测得的温度略有不同,口腔温度居中,直肠温度较高,腋下温度较低。同时在 3 个部位进行测量,其温度差一般不超过 1 ℃。这是由于血液在不断地流动,将热量很快地由温度较高处带往温度较低处,因而机体各部的温度一般差异不大。

成人体温平均值及正常值范围如下。

(1)口温平均 37 ℃,正常范围:36.3～37.2 ℃。

(2)腋温平均 36.5 ℃,正常范围:36～37 ℃。

(3)肛温平均 37.5 ℃,正常范围:36.5～37.7 ℃。

#### (二)生理性变化

人的体温在一些因素的影响下,会出现生理性的变化,但这种体温的变化,往往是在正常范围内或是一闪而过的。

1.时间

人的体温 24 小时内的变动在 0.5～1 ℃,一般 2～6 时体温最低,14～18 时体温最高。这种昼夜的节律波动,可能与人体活动代谢的相应周期性变化有关。

如长期从事夜间工作的人员,可出现夜间体温上升,日间体温下降的现象。

2.年龄

新生儿因体温调节中枢尚未发育完全,调节体温的能力差,体温易受环境温度影响;儿童由于代谢率高,体温可略高于成人;老年人代谢率较低,血液循环变慢,加上活动量减少,因此体温偏低。

3.性别

一般来说,女性皮下脂肪层比男性厚,维持体热能力强,故女性体温较男性高约0.3℃。并且女性的基础体温随月经周期出现规律性变化,即月经来潮后逐渐下降,至排卵后,体温又逐渐上升。这种体温的规律性变化与血液中孕激素及其代谢产物的变化相吻合。

4.环境温度

在寒冷或炎热的环境下,机体的散热受到明显的抑制或加强,体温可暂时性的降低或升高。另外,气流、个体暴露的范围大小亦影响个体的体温。

5.活动

任何需要耗力的活动,都会使肌肉代谢增强,产热增加,导致体温暂时性上升1~2℃。

6.饮食

进食的冷热可以暂时性地影响口腔温度,进食后,由于食物的特殊动力作用,可以使体温暂时性地升高0.3℃左右。

另外,强烈的情绪反应、冷热的应用及个体的体温调节机制都对体温有影响,在测量体温的过程中要加以注意并能够作出解释。

**二、异常体温的观察**

**(一)体温过高**

体温过高又称发热,是由于各种原因使下丘脑体温调节中枢的调定点上移,产热增加而散热减少,导致体温升高超过正常范围。

1.原因

(1)感染性:如由病毒、细菌、真菌、螺旋体、立克次体、支原体、寄生虫等感染引起的发热,最多见。

(2)非感染性:由无菌性坏死物质的吸收引起的吸收热、变态反应性发热等。

2.临床分度(以口腔温度为标准)

按照发热的高低将发热分为:低热37.5~37.9℃;中等热38.0~38.9℃;高

热 39.0～40.9 ℃;超高热 41 ℃及以上。

人体最高的耐受热为 40.6～41.4 ℃,高达 43 ℃则很少存活。直肠温度持续升高超过 41 ℃,可引起永久性的脑损伤;高热持续在 42 ℃以上 2～4 小时常导致休克及严重并发症。

3.发热过程

发热的过程常依据疾病在体内的发展情况而定,一般分为以下 3 个阶段。

(1)体温上升期:特点是产热大于散热。主要表现:皮肤苍白、干燥无汗,患者畏寒、疲乏,体温升高,有时伴寒战。方式:骤升和渐升,骤升指体温在数小时内升至高峰,如肺炎球菌导致的肺炎;渐升指体温在数小时内逐渐上升,数天内达高峰,如伤寒。

(2)高热持续期:特点是产热和散热在较高水平上趋于平衡。主要表现:体温居高不下,皮肤潮红,呼吸加深加快,脉搏增快并有头痛、食欲缺乏、恶心、呕吐、口干、尿量减少等症状,甚至出现惊厥、谵妄。

(3)体温下降期:特点是散热增加,产热趋于正常,体温逐渐恢复至正常水平。主要表现:大量出汗、皮肤潮湿、温度降低。老年人易出现血压下降、脉搏细速、四肢厥冷等循环衰竭的症状。方式:骤降和渐降,骤降指体温在数小时内降至正常,如大叶性肺炎、疟疾;渐降指体温在数天内降至正常,如伤寒、风湿热。

4.热型

将不同的时间测得的体温绘制在体温单上,互相连接就构成体温曲线。各种体温曲线形状称为热型。有些发热性疾病有特殊的热型,通过观察体温曲线可协助诊断。但需注意,药物的应用可使热型变得不典型,常见的热型如下。

(1)稽留热:体温持续在 39～40 ℃,达数天或数周,24 小时内波动范围不超过 1 ℃。常见于大叶性肺炎、伤寒等急性感染性疾病的极期。

(2)弛张热:体温多在 39 ℃以上,24 小时内体温波动幅度可超过 2 ℃,但最低温度仍高于正常水平。常见于化脓性感染、败血症、浸润性肺结核等疾病。

(3)间歇热:体温骤然升高达高峰后,持续数小时后又迅速降至正常,经过 1 天或数天间歇后,体温又突然升高,如此有规律地反复发作,常见于疟疾。

(4)不规则热:发热不规律,持续时间不定。常见于流行性感冒、肿瘤等疾病。

5.护理

(1)降温:较好的降温措施是物理降温。体温超过 39 ℃,可用冰袋冷敷头部,体温超过 39.5 ℃时,可用乙醇擦浴、温水擦浴或作大动脉冷敷。物理降温半小时后测量体温,并做好记录及交班。

(2)密切观察:高热患者应每隔4小时测量1次体温,注意观察患者的面色、脉搏、呼吸、血压及是否出汗等,体温降至38.5 ℃以下时,改为每天测量4次。小儿高热易出现惊厥,如有异常应及时处理。体温恢复正常3天后,可递减为每天测量2次体温。

(3)营养和水分的补充:给患者营养丰富和易消化的流质或半流质饮食,鼓励少量多餐,多饮水,每天应有2 500~3 000 mL的水分摄入。对不能进食者,遵医嘱予以静脉输液或鼻饲,以补充水分、电解质和营养物质。

(4)预防并发症:高热时,代谢增快,进食少,消耗大,体质虚弱,故应卧床休息,减少活动;高热患者唾液分泌减少,口腔黏膜干燥,当机体抵抗力下降时,极易引起口腔炎、舌炎和黏膜溃疡,应在晨起、睡前和饭后协助患者漱口或用棉球擦拭,做好口腔护理,防止口腔感染;口唇干裂者应涂护肤油保护;患者在退热过程中大量出汗,应及时擦干汗液,更换衣服、床单及被套,保持皮肤清洁,防止着凉感冒;长期高热卧床患者,应防止压疮和肺炎等并发症的发生。

(5)注意安全:高热患者有时会躁动不安、谵妄,应防止坠床、舌咬伤,必要时用床挡、约束带固定患者。

(6)心理护理:患者高热时易产生焦虑和恐惧心理,应体贴、安慰患者,及时有效地解除躯体痛苦,以消除其不安心理。

**(二)体温过低**

体温过低是指由各种原因引起的产热减少或散热增加,导致体温低于正常范围。当体温低于35 ℃时,称为体温不升。

1.原因

(1)体温调节中枢发育未成熟:如早产儿、新生儿。

(2)疾病或创伤:见于失血性休克、极度衰竭等患者。

(3)药物中毒。

2.护理

(1)保暖:给予棉被、热水袋等。

(2)密切观察病情变化,做好抢救工作。

(3)提高室温:室温保持在24~26 ℃。

**三、测量体温的技术**

**(一)体温计的种类及构造**

水银体温计又称玻璃体温计,是最常用、最普通的体温计。它是一种外标刻度的真空玻璃毛细管。其刻度范围为 35～42 ℃,每小格 0.1 ℃,在 37 ℃刻度处以红线标记,以示醒目。体温计一端贮存水银,当水银遇热膨胀后沿毛细管上升;因毛细管下端和水银槽之间有一凹陷,所以水银柱遇冷不至于下降,以便检视温度。

根据测量部位的不同可将体温计分为口表、肛表、腋表。口表的水银端呈圆柱形,较细长;肛表的水银端呈梨形,较粗短,适合插入肛门;腋表的水银端呈扁平鸭嘴形。临床上口表可代替腋表使用。

其他体温计还有电子体温计、感温胶片、可弃式化学体温计、远红线快速测温仪、报警体温计等。

**(二)体温的测量方法**

1.目的

通过测量体温,了解患者的一般情况及疾病的发生、发展规律,为诊断、预防、治疗提供依据。

2.用物准备

(1)测温盘内备体温计(水银柱甩至 35 ℃以下)、秒表、纱布、笔、记录本。

(2)若测肛温,另备润滑油、棉签、手套、卫生纸、屏风。

3.操作步骤

(1)洗手,戴口罩,备齐用物,携至床旁。

(2)核对患者并解释目的。

(3)协助患者取舒适卧位。

(4)测体温:根据病情选择合适的测温方法。①测腋温:擦干汗液,将体温计放在患者腋窝,紧贴皮肤,屈肘臂过胸,夹紧体温计。测量 10 分钟后,取出体温计用纱布擦拭。②测口温法:嘱患者张口,将口表汞柱端放于舌下热窝。嘱患者闭嘴用鼻呼吸,勿用牙咬体温计。测量时间 3 分钟。嘱患者张口,取出口表,用纱布擦拭。③测肛温法:协助患者取合适卧位,露出臀部。润滑肛表前端,戴手套用手垫卫生纸分开臀部,轻轻插入肛表 3～4 cm。测量时间 3 分钟。用卫生纸擦拭肛表。

(5)检视读数,放体温计于盒内,记录。

(6)整理床单位。

(7)洗手,绘制体温于体温单上。

(8)消毒用过的体温计。

**4.注意事项**

(1)测温前应注意有无影响体温波动的因素存在,如30分钟内有无进食、剧烈活动、冷热敷、坐浴等。

(2)发现体温值如与病情不符时,应在旁重新监测,必要时肛温和口温对照复查。

(3)腋下有创伤、手术或消瘦夹不紧体温计者不宜测腋温;腹泻、肛门手术、心肌梗死的患者禁测肛温;精神异常、昏迷、婴幼儿等不能合作者及有口鼻疾病或张口呼吸者禁测口腔温度;进热食或面颊部热敷者,应间隔30分钟后再测口温。

(4)对小儿、重症患者测温时,应守护在旁。

(5)测口温时,如不慎咬破体温计,应立即清除玻璃碎屑,以免损伤唇、舌、口腔、食管、胃肠道黏膜,然后口服蛋清或牛奶,以保护消化道黏膜并延缓汞的吸收。病情允许者,进食粗纤维丰富的食物,以加快汞的排出。

**(三)体温计的消毒与检查**

**1.体温计的消毒**

为防止测体温引起的交叉感染,保证体温计清洁,用过的体温计应消毒。

(1)先将体温计分类浸泡于含氯消毒液内,30分钟后取出,再用冷开水冲洗擦干,放入清洁容器中备用。集体测温后的体温计,用后全部浸泡于消毒液中,5分钟后取出,用清水冲净,擦干后放入另一消毒液容器中进行第二次浸泡,半小时后取出,用清水冲净,擦干后放入清洁容器中备用。

(2)放消毒液的容器及清洁体温计的容器每周进行2次高压蒸汽灭菌消毒,消毒液每天更换1次,若有污染随时消毒。

(3)传染病患者应设专用体温计,单独消毒。

**2.体温计的检查**

在使用新的体温计前,或定期消毒体温计后,应对体温计进行校对,以检查其准确性。将全部体温计的水银柱甩至35 ℃以下,同一时间放入已测好的40 ℃水内,3分钟后取出检视。若体温计之间相差0.2 ℃以上或体温计上有裂痕者,取出不用。

# 第二节 脉 搏

## 一、正常脉搏及生理性变化

### (一)正常脉搏

随着心脏节律性收缩和舒张,动脉内的压力也发生周期性的波动,这种周期性的压力变化可引起动脉血管发生扩张与回缩的搏动,这种搏动在浅表的动脉可触摸到,临床简称为脉搏。正常人的脉搏节律均匀、规则,间隔时间相等,每搏强弱相同且有一定的弹性,搏动次数为 60～100 次/分。脉搏通常与心率一致,是心率的指标。

### (二)生理性变化

脉率受许多生理性因素影响而发生一定范围的波动。

1.年龄

一般新生儿、幼儿的脉率较成人快。

2.性别

同龄女性比男性快。

3.情绪

兴奋、恐惧、发怒时脉率增快,忧郁时则慢。

4.活动

一般人在运动、进食后脉率会加快,休息、禁食时则相反。

5.药物

兴奋剂可使脉搏增快,镇静剂、洋地黄类药物可使脉搏减慢。

## 二、异常脉搏的观察

### (一)脉率异常

1.速脉

成人脉率在安静状态下>100 次/分,又称为心动过速,见于高热、甲状腺功能亢进、贫血或失血等患者。正常人可有窦性心动过速,为一过性的生理现象。

2.缓脉

成人脉率在安静状态下<60 次/分,又称心动过缓。颅内压增高、病态窦房

结综合征、二度以上房室传导阻滞,或服用某些药物如地高辛、普尼拉明、利舍平、普萘洛尔的患者可出现缓脉。正常人可有生理性窦性心动过缓,多见于运动员。

**(二)脉律异常**

脉搏的搏动不规则,间隔时间时长时短,称为脉律异常。

1.间歇脉

在一系列正常均匀的脉搏中出现一次提前而较弱的脉搏,其后有一较正常延长的间歇(即代偿性间歇),亦称期前收缩。见于各种心脏病或洋地黄中毒的患者;正常人在过度疲劳、精神兴奋、体位改变时也偶尔会出现间歇脉。

2.脉搏短绌

同一单位时间内脉率少于心率。细脉是由于心肌收缩力强弱不等,有些心排血量少的搏动可发出心音,但不能引起周围血管搏动,导致脉率少于心率。特点:脉律完全不规则,心率快慢不一、心音强弱不等。多见于心房纤颤者。

**(三)强弱异常**

1.洪脉

当心排血量增加,血管充盈度和脉压较大时,脉搏强大有力,称为洪脉。见于高热、甲状腺功能亢进、主动脉关闭不全等患者;运动后、情绪激动时也常触到洪脉。

2.细脉

当心排血量减少,动脉充盈度降低时,脉搏细弱无力,扪之如细丝,称细脉或丝脉。见于大出血、主动脉瓣狭窄和休克、全身衰竭的患者,是一种危险的脉象。

3.交替脉

交替脉指节律正常而强弱交替时出现的脉搏,称为交替脉。交替脉是左心衰竭的重要体征。常见于高血压性心脏病、急性心肌梗死、主动脉关闭不全等患者。

4.水冲脉

脉搏骤起骤落,有如洪水冲涌,故名水冲脉。主要见于主动脉关闭不全、动脉导管未闭、甲状腺功能亢进、严重贫血患者,检查方法是将患者前臂抬高过头,检查者用手紧握患者手腕掌面,可明显感知。

5.奇脉

在吸气时脉搏明显减弱或消失为奇脉。其产生主要与吸气时左心室的搏出量减少有关。常见于心包积液、缩窄性心包炎患者,是心脏压塞的重要体征之一。

### (四)动脉壁异常

由于动脉壁弹性减弱,动脉变得迂曲不光滑,有条索感,如按在琴弦上,多见于动脉硬化的患者。

### 三、测量脉搏的技术

### (一)部位

临床上常在浅在、靠近骨骼的动脉测量脉搏,最常用、最方便的是桡动脉。患者也乐于接受。其次为颞动脉、颈动脉、肱动脉、腘动脉、足背动脉、胫后动脉和股动脉等。如怀疑患者心搏骤停或休克时,应选择大动脉为诊脉点,如颈动脉、股动脉。

### (二)脉搏的测量方法

1.目的

通过测量脉搏,可间接了解心脏的情况,观察相关疾病发生、发展规律,为诊断、治疗提供依据。

2.准备

治疗盘内备秒表、笔、记录本及听诊器。

3.操作步骤

(1)洗手,戴口罩,备齐用物,携至床旁。

(2)核对患者,解释目的。

(3)协助患者取坐位或半坐卧位,手臂放在舒适位置,腕部伸展。

(4)以示指、中指、无名指的指端按在桡动脉表面,压力大小以能清楚地触及脉搏为宜,注意脉律、强弱、动脉壁的弹性。

(5)一般情况下所测得的数值乘以2,心脏病、脉率异常、危重患者则应以1分钟记录。

(6)协助患者取舒适体位。

(7)将脉搏绘制在体温单上。

4.注意事项

(1)诊脉前患者应保持安静,剧烈运动后应休息20分钟后再测量。

（2）偏瘫患者应选择健侧肢体测量。

（3）脉搏细弱难以测量时，用听诊器测心率。

（4）脉搏短绌的患者，应由 2 人同时测量，一人听心率，另一人测脉率，由听心率者发出"开始"和"停止"的口令，计数 1 分钟，以分数式记录：心率/脉率。若心率 120 次，脉率 90 次，即应写成 120/90 次/分。

# 第三节　呼　　吸

## 一、正常呼吸及生理性变化

### （一）正常呼吸

机体不断地从外界环境摄取氧气并将二氧化碳排出体外的气体交换过程称为呼吸。它是维持机体新陈代谢和功能活动所必需的生理过程之一。一旦呼吸停止，生命也将终止。正常成人在安静状态下呼吸是自发的，节律规则，均匀无声且不费力，16～20 次/分。

### （二）生理性变化

呼吸受许多因素的影响，在不同生理状态下，正常人的呼吸也会在一定范围内波动。呼吸与脉搏的比例为 1∶4，男性及儿童以腹式呼吸为主，女性以胸式呼吸为主。

1.年龄

年龄越小，呼吸频率越快。

2.性别

同年龄的女性呼吸频率比男性稍快。

3.运动

肌肉的活动可使呼吸系统加快，呼吸也因说话、唱歌、哭、笑及吞咽、排泄等动作有所改变。

4.情绪

强烈的情绪变化，如害怕、愤怒、紧张等会刺激呼吸中枢，导致屏气或呼吸加快。

5.其他

如环境温度升高或海拔增加,均会使呼吸加快加深。

## 二、异常呼吸的观察

### (一)频率异常

1.呼吸过速

呼吸过速指呼吸频率超过 24 次/分,但节律规则,又称气促。多见于高热、疼痛、甲状腺功能亢进的患者。一般体温每升高 1 ℃,呼吸频率增加 3～4 次/分。

2.呼吸过慢

呼吸过慢指呼吸频率缓慢,低于 10 次/分,但仍有规则。多见于麻醉药或镇静剂过量、颅脑疾病等呼吸中枢受抑制者。

### (二)节律异常

1.潮式呼吸

潮式呼吸又称陈-施呼吸,是一种周期性的呼吸异常。其表现为呼吸由浅慢到深快,达高潮后又逐渐变浅变慢,经过 5～10 秒的暂停,又重复出现上述状态的呼吸,呈潮水般涨落。发生机制:由于呼吸中枢兴奋性减弱,血中正常浓度的二氧化碳不能引起呼吸中枢兴奋,只有当缺氧严重、动脉血二氧化碳分压增高到一定程度,才能刺激呼吸中枢,使呼吸加强;当积聚的二氧化碳呼出后,呼吸中枢失去有效刺激,呼吸逐渐减弱甚至停止。多见于脑炎、尿毒症等患者,常表现为呼吸衰竭。一些老年人在深睡时也可出现潮式呼吸,是脑动脉硬化的表现。

2.间断呼吸

间断呼吸又称比奥呼吸,表现为有规律地呼吸几次后,突然停止呼吸,间隔一个短时期后又开始呼吸,如此反复交替。其产生机制与潮式呼吸一样,但预后更严重,常在呼吸停止前发生。见于颅内病变或呼吸中枢衰竭的患者。

3.点头呼吸

在呼吸时,头随呼吸上下移动,患者已处于昏迷状态,是呼吸中枢衰竭的表现。

4.叹气式呼吸

间断一段时间后作一次大呼吸,伴叹气声。偶然的一次叹气是正常的,可以扩张小肺泡,多见于精神紧张、神经症患者。反复出现叹气式呼吸是临终前的表现。

### (三)深浅度异常

**1.深度呼吸**

深度呼吸又称库斯莫呼吸,是一种深长而规则的呼吸。见于糖尿病酮症酸中毒和尿毒症酸中毒的患者。

**2.浅快呼吸**

呼吸浅表而不规则。见于呼吸肌麻痹、休克患者。

### (四)声音异常

**1.鼾声呼吸**

由于气管或大支气管内有分泌物积聚,呼吸深大带鼾声。多见于昏迷或神经系统疾病的患者。

**2.蝉鸣样呼吸**

由于细支气管、小支气管堵塞,吸气时出现高调的哮鸣音。多见于支气管哮喘、喉头水肿等患者。

### (五)呼吸困难

呼吸困难是指因呼吸频率、节律或深浅度的异常,导致气体交换不足,机体缺氧。患者自感空气不足、胸闷、呼吸费力,表现为焦虑、烦躁、鼻翼翕动、口唇发紫等,严重者不能平卧。

**1.吸气性呼吸困难**

其特点是吸气显著困难、吸气时间延长,出现三凹征(吸气时胸骨上窝、锁骨上窝、肋间隙或腹上角出现凹陷)。由上呼吸道部分梗阻,气流不能顺利进入肺,吸气时呼吸肌收缩,肺内负压极度增高所致。常见于气管阻塞、气管异物、喉头水肿患者。

**2.呼气性呼吸困难**

其特点是呼气费力,呼气时间延长。由下呼吸道部分梗阻、气流呼出不畅所致。常见于支气管哮喘、阻塞性肺气肿患者。

**3.混合性呼吸困难**

其特点是吸气和呼气均感费力,呼吸浅而快。由广泛性肺部病变使呼吸面积减少,影响换气功能所致。常见于重症肺炎、广泛肺纤维化、大片肺不张、大量胸腔积液等患者。

### 三、呼吸的测量方法

**(一)目的**

通过测量呼吸,观察、评估患者的呼吸状况。

**(二)准备**

治疗盘内备秒表、笔、记录本、棉签。

**(三)操作步骤**

测量脉搏后,护士仍保持诊脉手势,观察患者的胸、腹部起伏情况及呼吸的节律、性质、声音、深浅,呼出气体有无特殊气味,呼吸运动是否对称等;以胸(腹)部一起一伏为一次呼吸,计数1分钟;将呼吸次数绘制于体温单上。

**(四)注意事项**

(1)尽量去除影响呼吸的各种生理性因素,在患者精神松弛的状态下测量。

(2)由于呼吸受意识控制,所以测量呼吸时,不应使患者察觉。

(3)呼吸微弱或危重患者,可用少许棉花置于鼻孔前,观察棉花纤维被吹动的次数,计数1分钟。

(4)小儿、呼吸异常者应测1分钟。

# 第四节　血　　压

### 一、正常血压及生理性变化

**(一)正常血压**

血压是指血液在血管内流动时对血管壁的侧压力。一般指动脉血压,如无特别注明均指肱动脉的血压。

当心脏收缩时,主动脉压急剧升高,至收缩中期达最高值,此时的动脉血压称为收缩压。当心室舒张时,主动脉压下降,至心舒末期达动脉血压的最低值,此时的动脉血压称为舒张压。血压的计量单位,过去多用 mmHg(毫米汞柱),后改用国际统一单位 kPa(千帕)。两者换算公式:$1\ \text{kPa} \approx 7.5\ \text{mmHg}$,$1\ \text{mmHg} \approx 0.133\ \text{kPa}$。

在安静状态下,正常成人的血压范围为(90~139)/(60~89)mmHg,脉压为

30～40 mmHg。

### (二)生理性变化

在各种生理情况下,动脉血压可发生各种变化,影响血压的生理因素如下。

1.年龄

随着年龄的增长血压逐渐增高,以收缩压增高较显著。儿童血压的计算公式为:

$$收缩压(mmHg)=80+年龄×2$$
$$舒张压(mmHg)=收缩压×2/3$$

2.性别

青春期前的男女血压差别不显著。成年男子的血压比女性高 5 mmHg;绝经期后的女性血压又逐渐升高,与男性差不多。

3.昼夜和睡眠

血压在 8～10 时达全天最高峰,之后逐渐降低;午饭后又逐渐升高,16～18 时出现全天次高值,然后又逐渐降低;至入睡后 2 小时,血压降至全天最低值;早晨醒来又迅速升高。睡眠欠佳时,血压稍增高。

4.环境

寒冷时血管收缩,血压升高;气温高时血管扩张,血压下降。

5.部位

一般右上肢血压常高于左上肢,下肢血压高于上肢。

6.情绪

紧张、恐惧、兴奋及疼痛均可引起血压增高。

7.体重

血压正常的人发生高血压的危险性与体重增加成正比。

8.其他

吸烟、劳累、饮酒、药物等都对血压有一定的影响。

### 二、异常血压的观察

#### (一)高血压

在未服抗高血压药的情况下,成人收缩压≥140 mmHg 和/或舒张压≥90 mmHg。95％的患者为病因不明的原发性高血压,多见于动脉硬化、肾炎、颅内压增高患者,最易受损的部位是心、脑、肾、视网膜。

**(二)低血压**

一般认为血压低于正常范围且有明显的血容量不足表现如脉搏细速、心悸、头晕等,即可诊断为低血压。常见于休克、大出血等患者。

**(三)脉压异常**

脉压增大多见于主动脉瓣关闭不全、主动脉硬化等;脉压减小,多见于心包积液、缩窄性心包炎等患者。

### 三、血压的测量

**(一)血压计的种类和构造**

**1.水银血压计**

水银血压计分为立式和台式两种,其基本结构都包括输气球、调节空气的阀门、袖带、能充水银的玻璃管、水银槽几部分。袖带的长度和宽度应符合标准:宽度比被测肢体的直径宽20%,长度应能包绕整个肢体。充水银的玻璃管上标有刻度,范围为0～300 mmHg,每小格表示 2 mmHg;玻璃管上端和大气相通,下端和水银槽相通。当输气球送入空气后,水银由玻璃管底部上升,水银柱顶端的中央凸起可指出压力的刻度。水银血压计测得的数值相当准确。

**2.弹簧表式血压计**

由一袖带与有刻度的圆盘表相连而成,表上的指针指示压力。此种血压计携带方便,但欠准确。

**3.电子血压计**

袖带内有一换能器,可将信号经数字处理,在显示屏上直接显示收缩压、舒张压和脉搏的数值。此种血压计操作方便,清晰直观,不需听诊器,使用方便、简单,但欠准确。

**(二)测血压的方法**

**1.目的**

通过测量血压,了解循环系统的功能状况,为诊断、治疗提供依据。

**2.准备**

听诊器、血压计、记录纸、笔。

**3.操作步骤**

(1)测量前,让患者休息片刻,以消除活动或紧张因素对血压的影响;检查血压计,如袖带的宽窄是否适合患者,玻璃管有无裂缝,橡胶管和输气球是否漏气等。

(2)向患者解释,以取得合作。患者取坐位或仰卧位,被测肢体的肘臂伸直、掌心向上,肱动脉与心脏在同一水平。坐位时,肱动脉平第 4 软骨;卧位时,肱动脉平腋中线。如手臂低于心脏水平,血压会偏高;手臂高于心脏水平,血压会偏低。

(3)放平血压计于上臂旁,打开水银槽开关,将袖带平整地缠于上臂中部,袖带的松紧以能放入一指为宜,袖带下缘距肘窝 2～3 cm。

如测下肢血压:袖带下缘距腘窝 3～5 cm,将听诊器胸件置于腘动脉搏动处,记录时注明下肢血压。

(4)戴上听诊器,关闭输气球气门,触及肱动脉搏动。将听诊器胸件放在肱动脉搏动最明显的地方,但勿塞入袖带内,以一手稍加固定。

(5)挤压输气球打气至肱动脉搏动音消失,水银柱又升高 20～30 mmHg后,以 4 mmHg/s 左右的速度放气,使水银柱缓慢下降,视线与水银柱所指刻度平行。

(6)在听诊器中听到第一声动脉搏动音时,水银柱所指刻度即为收缩压;当搏动音突然变弱或消失时,水银柱所指的刻度即为舒张压。当变音与消失音之间有差异或危重者,应记录两个读数。

(7)测量后,排尽袖带内的空气,解开袖带。安置患者于舒适卧位。

(8)血压计右倾 45°,关闭气门,气球放在固定的位置,以免压碎玻璃管;关闭血压计盒盖。

(9)用分数式,即收缩压/舒张压 mmHg 记录测得的血压值,如 110/70 mmHg。

**4.注意事项**

(1)测血压前,要求患者安静休息 20～30 分钟,如运动、情绪激动、吸烟、进食等可导致血压偏高。

(2)血压计要定期检查和校正,以保证其准确性,切勿倒置或震动。

(3)打气不可过猛、过高,如水银柱里出现气泡,应调节或检修,不可带着气泡测量。

(4)如所测血压异常或血压搏动音听不清时,需重复测量。先将袖带内气体排尽,使水银柱降至"0",稍等片刻再行第二次测量。

(5)对偏瘫、一侧肢体外伤或手术后患者,应在健侧手臂上测量。

(6)排除影响血压值的外界因素,如袖带太窄、袖带过松、放气速度太慢使测得的血压值偏高,反之则使测得的血压值偏低。

(7)长期测血压应做到四定:定部位、定体位、定血压计、定时间。

# 第二章　神经内科护理

# 第一节　脑　出　血

脑出血是指由原发性非外伤性脑实质内血管破裂引起的出血,多数发生在大脑半球,脑干和小脑出血占少数。

## 一、病因

### (一)动静脉血管畸形

血管壁发育异常,易导致出血。

### (二)高血压并发细小动脉硬化

高血压并发细小动脉硬化为脑出血最常见病因,多数在高血压和动脉硬化并存的情况下发生。

### (三)颅内动脉瘤

颅内动脉瘤主要为先天性动脉瘤,其次是动脉硬化性动脉瘤和外伤性动脉瘤。

### (四)其他

脑动脉粥样硬化、脑底异常血管网症、血液病(如白血病、血小板减少性紫癜、再生障碍性贫血、红细胞增多症、血友病、镰状细胞病等)、抗凝及溶栓治疗。

## 二、临床表现

出血的临床表现不一,主要取决于出血量和出血部位,若出血部位在脑干,即使出血量不大,病情也比较危急。

**（一）临床特点**

（1）脑出血常见于 50 岁以上的患者,男性多于女性,冬春季易发,常有高血压病史。

（2）多在情绪激动或活动时突然发病,发病后病情常于数分钟至数小时内达到高峰。

（3）脑出血发病后血压常明显升高,并出现头痛、呕吐及不同程度的意识障碍,如嗜睡、昏迷等。

**（二）表现分型**

由于出血部位和出血量不同,临床表现各异,分述如下。

**1.基底核区出血**

（1）壳核出血:最常见,占脑出血的 50%～60%,由豆纹动脉尤其是其外侧支破裂所致,壳核出血最常累及内囊而出现偏瘫、偏身感觉障碍及偏盲,还可出现双眼球向病灶对侧同向凝视不能。优势半球受累可有失语。

出血量小时,临床症状轻,预后较好;出血量较大时,临床症状重,可出现意识障碍,诱发脑疝导致死亡。

（2）丘脑出血:占脑出血的 10%～15%,由丘脑膝状体动脉和丘脑穿通动脉破裂所致,常有对侧偏瘫、偏深感觉障碍,通常感觉障碍重于运动障碍。深浅感觉均受累,而深感觉障碍更明显。可有特征性眼征,如上视不能或凝视鼻尖、眼球偏斜或分离性斜视、眼球汇聚障碍和无反应性小瞳孔等。

小量丘脑出血致丘脑中间腹侧核受累可出现运动性震颤和帕金森综合征样表现;累及丘脑底核或纹状体可呈偏身舞蹈-投掷样运动;优势侧丘脑出血可出现丘脑性失语、精神障碍、认知障碍和人格改变。

（3）尾状核头出血:较少见,多由高血压动脉硬化和血管畸形破裂所致,一般出血量不大,多经侧脑室前角破入脑室。常有头痛、呕吐、颈项强直及精神症状,神经系统功能缺损症状并不多见,故临床表现酷似蛛网膜下腔出血。

**2.脑叶出血**

脑叶出血占脑出血的 5%～10%,常由脑动脉畸形、血管淀粉样病变、血液病等所致。出血以顶叶最常见,其次为颞、枕、额叶,也有多发脑叶出血病例。如额叶出血可有偏瘫、尿便障碍、Broca 失语、摸索或强握反射等;颞叶出血可有Wernicke 失语、精神症状、对侧上象限盲、癫痫;枕叶出血可有视野缺损;顶叶出血可有偏身感觉障碍、轻偏瘫、对侧下象限盲,非优势半球受累可有构象障碍。

**3.小脑出血**

小脑出血约占脑出血的10%,多由小脑上动脉分支破裂所致。常有头痛、呕吐、眩晕和共济失调等症状,起病突然,可伴有枕部疼痛。出血量较少者,主要表现为小脑受损症状,如患侧共济失调、眼震和小脑语言等,多无瘫痪;出血量较多者,尤其是小脑蚓部出血者,病情迅速进展,发病时或病后12～24小时内出现昏迷及脑干受损征象,如双侧瞳孔缩小如针尖样、呼吸不规则等。暴发型则常突然昏迷,在数小时内迅速死亡。

**4.脑干出血**

(1)脑桥出血:约占10%,多由基底动脉脑桥支破裂所致,出血灶多位于脑桥基底部与被盖部之间。大量出血累及双侧被盖部和基底部,常破入第四脑室,患者迅速出现昏迷、双侧针尖样瞳孔、呕吐咖啡样胃内容物、中枢性高热、中枢性呼吸障碍、眼球浮动、四肢瘫痪和去大脑强直发作等症状。小量出血可无意识障碍,表现为交叉性瘫痪和共济失调性瘫痪,两眼向病灶侧凝视麻痹或核间性眼肌麻痹。

(2)中脑出血:少见,常有头痛、呕吐、意识障碍,轻症患者表现为一侧或双侧动眼神经不全麻痹、眼球不同轴、同侧肢体共济失调;重症患者表现为深昏迷,四肢弛缓性瘫痪,可迅速死亡。

(3)延髓出血:更为少见,临床表现为突然出现意识障碍,影响生命体征,如呼吸、心跳、血压改变,继而死亡。

**5.脑室出血**

脑室出血占脑出血的3%～5%,分为原发性和继发性脑室出血。原发性脑室出血多由脉络丛血管或室管膜下动脉破裂所致,继发性脑室出血是指脑实质出血破入脑室。常有头痛、呕吐等症状,严重者出现意识障碍如深昏迷、脑膜刺激征、针尖样瞳孔、眼球分离斜视或浮动、四肢迟缓性瘫痪及去脑强直发作、高热、呼吸不规则、脉搏和血压不稳定等症状。临床上易误诊为蛛网膜下腔出血。

## 三、治疗

治疗原则为安静卧床、脱水降颅内压、调整血压、防治继发性出血、加强护理,防止出现并发症,以挽救生命,降低病死率、致残率和减少复发为目的。

**(一)内科治疗**

**1.一般治疗**

卧床休息,保持呼吸道通畅,吸氧,鼻饲,预防感染等。

**2.调控血压**

急性期脑出血患者的血压一般比平时高,是由于脑出血后颅内压增高,为保证脑组织供血的代偿性变化。颅内压下降时血压也下降,因此急性期脑出血一般不主张应用降压药物。当收缩压超过 200 mmHg 或舒张压超过 110 mmHg 时,可适当给予作用温和的药物。急性期后,血压持续过高时可系统应用降压药物。

**3.控制脑水肿**

药物治疗。

(1)20％甘露醇。

(2)病情比较平稳时可用甘油果糖。

(3)呋塞米。

**4.止血药和凝血药**

止血药和凝血药仅用于并发消化道出血或有凝血障碍时。

**(二)手术治疗**

通常下列情况考虑手术治疗。

(1)基底核区中等量以上出血(壳核出血≥30 mL、丘脑出血≥15 mL)。

(2)小脑出血≥10 mL,或直径≥3 cm,或合并明显脑积水。

(3)重症脑室出血(脑室铸型)。

(4)合并脑血管畸形、动脉瘤等血管病变。

**四、护理评估**

**(一)病史**

**1.起病情况**

是否在活动时发病;有无诱因;有无剧烈头痛、喷射性呕吐、嗜睡或烦躁不安等颅内压增高的表现。

**2.病因与危险因素**

患者是否有高血压、动脉粥样硬化、血液病等疾病或有脑卒中的家族史,是否进行过溶栓、抗凝治疗及目前用药情况。

**3.既往史和个人史**

患者是否有除危险因素以外的其他病史,如外伤史、手术史、过敏史或中毒史等。了解患者的生活方式与饮食习惯等。

## (二)身体评估

评估患者的意识状态、瞳孔的变化;语言障碍及其程度;有无肢体瘫痪、肌张力如何;有无吞咽困难及饮水呛咳;有无排便、排尿障碍;有无脱水征和营养失调;脑膜刺激征和病理反射是否呈阳性。

## (三)辅助检查

(1)CT 扫描是诊断脑出血的首选方法,评估头部 CT 检查是否呈均匀高密度影像。

(2)MRI 检查脑干和小脑的出血病灶,但对急性脑出血诊断不及 CT。

(3)MRA、DSA 检查能发现脑血管畸形、血管瘤等病变。

(4)脑脊液压力有无增高,颜色是否正常。

(5)血常规、心电图检查和胸部 X 线检查有无异常。

## (四)心理-社会评估

评估患者及家属对疾病的认识,患者有无焦虑、恐惧心理等。

## 五、护理措施

### (一)急性意识障碍的护理

**1.休息与安全**

急性期绝对卧床休息 2~4 周,床头抬高 15°~30°,以减轻脑水肿。恢复期遵医嘱进行 CT 检查,根据血肿吸收恢复情况,逐步变换体位,可由卧位至坐位,再由坐位至立位,由立位至床边短暂活动,最后离床短距离行走,总之应循序渐进,不可因突然的体位变化,或体位变化幅度过大而加重出血,或诱发二次出血。保持环境的安静整洁,严格限制探视次数和人数,避免情绪激动和各种刺激,各项治疗及护理操作集中进行,防止因血压波动加重病情。谵妄、躁动患者加保护性床挡,必要时用约束带适当约束,使用时需家属知情同意并签字。

**2.病情监测**

严密观察病情变化,判断昏迷程度,定时测量生命体征、意识、瞳孔并详细记录,使用脱水药物时注意监测尿量与水、电解质的变化,防止出现低钾血症或肾功能受损。

**3.生活护理**

给予高蛋白、高维生素、低盐、低脂、清淡、易消化的饮食;有吞咽障碍的患者,遵医嘱留置胃管,给予鼻饲饮食,注意防止误吸;每 2 小时更换 1 次体位,肥胖或消瘦患者应增加翻身次数,条件允许者可使用气垫床,但一定要告诉患者家属使用气垫床不能代替翻身,防止发生压疮;更换体位时动作要轻柔,尽量减少头部的搬动幅度,可以考虑采用"轴线翻身",防止加重出血症状;保持环境的整洁、舒适,做好口腔护理、皮肤护理和大小便护理,每天擦浴1～2次;指导患者不能用力排便,便秘时酌情灌肠或给予缓泻剂促进排便,防止因用力排便诱发二次出血;保持肢体功能位置,指导并协助肢体被动运动,防止指关节僵硬、挛缩或畸形。

**(二)潜在并发症的护理**

1.脑疝

病房温度和湿度适宜,定期开窗通风,光线柔和,减少人员探视。患者取头高位,床头抬高15°～30°,做好基础护理。还要注意以下几点:①改变脑组织灌注量异常;②清理呼吸道;③改变躯体移动障碍。

2.上消化道出血

(1)注意观察患者有无上腹部疼痛、上腹部饱胀不适、恶心、呕吐、黑便等症状和体征。鼻饲的患者每次鼻饲前先回抽胃液,并观察胃液的颜色、性质和量,如为咖啡色或血性,提示发生出血;如大便呈黑色或柏油样,亦提示有出血,应留取胃液或粪便标本做潜血试验。护士工作要有预见性,对有应激性溃疡危险的患者,尽早留置胃管,监测潜血试验结果,指导患者取侧卧位或平卧位,头偏向一侧,防止呕吐物误入呼吸道引起窒息或吸入性肺炎。观察患者有无面色苍白、口唇发绀、呼吸急促、烦躁不安、皮肤湿冷、血压下降等失血性休克的表现,一旦出现立即报告医师,建立静脉通道,遵医嘱给予补充血容量,进行止血、抗休克处理。

(2)出血期间遵医嘱禁食,出血停止后给予清淡、易消化、无刺激性、营养丰富的食物,如面条、蛋羹等。避免进食刺激、粗糙、干燥的食物,如馒头、坚果等;少量多餐,防止损伤胃黏膜。

**(三)用药护理**

(1)脱水利尿药、降压药、止血药护理。

(2)使用抗生素时要详细询问过敏史;进行过敏试验,保证用药安全。

(3)镇静类药物对呼吸有抑制作用,因此,防止因用药而产生呼吸抑制。

(4)静脉补充钾、钠时应遵从补钾"四不宜"原则,防止输入高渗药物引发静脉炎,若发生静脉炎,可使用50%硫酸镁热湿敷。

（四）康复护理

脑出血后只要患者的生命指征平稳、病情不再进展，就应尽早进行康复护理。早期分阶段综合康复护理对恢复患者的神经功能、提高生活质量有益。

（五）心理护理

意识清楚的患者，护士应关注其心理状况，做好心理护理，鼓励其树立战胜疾病的信心；有意识障碍的患者，护士应安慰、指导其家属，取得配合，关心支持患者，争取早日康复。

# 第二节 脑 梗 死

脑梗死又称缺血性脑卒中，是指由脑部血液供应障碍、缺血、缺氧导致的局限性脑组织的缺血性坏死或软化。

## 一、临床表现

### （一）临床特点

多数患者起病较缓，常在安静休息时或睡眠中发病。部分患者在发作前有头晕、头痛、肢体无力等前驱症状，约 1/3 的患者发病前曾有脑缺血史。神经系统局灶性表现多在数小时或 1～2 天内达到高峰，一般无意识障碍或意识障碍相对较轻，且出现较晚。

### （二）典型表现

1.颈内动脉血栓形成

多累及一侧大脑半球，出现对侧偏瘫、偏身感觉障碍、对侧同向偏盲等，优势半球受累可出现失语。

2.椎-基底动脉血栓形成

多累及脑干和小脑，眩晕最多见，并伴有恶心、呕吐、眼球震颤、复视、构音障碍、共济失调、吞咽困难等。基底动脉主干闭塞时，可出现延髓性麻痹、交叉性瘫痪、四肢瘫、昏迷等，病情进展迅速可致死亡。

### （三）临床类型

依据症状和体征的演进过程分为以下几类。

**1.完全性卒中**

病变进展迅速,多于起病 6 小时内达到高峰,神经功能缺失症状较重且完全。

**2.进展性卒中**

神经功能缺失症状在 48 小时内呈渐进性加重。

**3.可逆性缺血性神经功能缺失**

神经功能缺失症状较轻,但持续存在,一般在 3 周内恢复。

## 二、病因及发病机制

### (一)血管壁本身的病变

最常见的是动脉粥样硬化,且常常伴有高血压、糖尿病、高脂血症等危险因素。其可导致各处脑动脉狭窄或闭塞性病变,但以大中型管径的动脉受累为主,颅内动脉病变较颅外动脉病变更多见。其次为脑动脉壁炎症,如结核、梅毒、结缔组织病等。此外,先天性血管畸形、血管壁发育不良等也可引起脑梗死。

由于动脉粥样硬化好发于大血管的分叉处和弯曲处,故脑血栓形成的好发部位为颈动脉的起始部和虹吸部、大脑中动脉起始部、椎动脉及基底动脉中下段等。当这些部位的血管内膜上的斑块破裂后,血小板和纤维素等血液中的有形成分随后黏附、聚集、沉积形成血栓,而血栓脱落形成栓子可阻塞远端动脉导致脑梗死。

脑动脉斑块也可造成管腔本身的明显狭窄或闭塞,引起灌注区域内的血液压力下降、血流速度减慢和血液黏度增加,进而产生局部脑区域供血减少或促进局部血栓形成,从而出现脑梗死症状。

### (二)血液成分改变

真性红细胞增多症、高黏血症、高纤维蛋白原血症、血小板增多症、口服避孕药等均可导致血栓形成。少数病例可有高水平的抗磷脂抗体、蛋白 C、蛋白 S 或抗血栓Ⅲ缺乏伴发的高凝状态等。这些因素也可以造成脑动脉内的栓塞事件发生或原位脑动脉血栓形成。

### (三)不良生活习惯

**1.吸烟,酗酒**

在脑血管病患者中吸烟人数显著高于非脑血管病患者的对照组,并且每天吸烟与脑血管病的发生呈正相关。酗酒是高血压显著的危险因素,而高血压是最重要的脑血管病的危险因素。

2.便秘

中医认为,脑血管病的发病具有一定的规律性,与便秘可能相关。调整饮食结构及养成规律性排便习惯,有助于降低脑血管病发生的可能性。

3.体育锻炼,超重与脑血管病

在脑血管病患者中平时进行体育锻炼的人数比例显著低于非脑血管病对照组,而脑血管病超重人数显著高于非脑血管病对照组,因此平衡饮食,控制体重与体育锻炼相结合,可以降低脑血管病的发病率。

4.高盐饮食

一般认为高盐饮食是高血压的危险因素,高血压是最重要的脑血管病的危险因素。故提倡低盐饮食,饮食中可适当增加醋的摄入量以利于钙的吸收。

**(四)遗传家族史**

临床上许多人即使具备上述脑血管病危险因素却没有发生脑血管病,而另外一些不具备上述脑血管病危险因素的人却患了脑血管病,说明脑血管病的发生还与其他因素有关,尤其是与遗传因素有关。一般认为多数脑血管病的发病是多因素造成的,是遗传与环境因素共同作用的结果。

**三、辅助检查**

CT检查可除外脑出血,24小时后脑梗死区出现低密度灶,也可做MRI检查。

**四、诊断要点**

中老年人既往有高血压、糖尿病、心脏病史等,于安静休息时出现神经系统定位体征如偏瘫、失语等局灶性神经功能障碍,或其他脑局灶性症状,一般无明显的意识障碍,应考虑脑梗死的可能,需及时做脑CT扫描或脑MRI检查,有助于确诊。

**五、治疗**

**(一)治疗原则**

改善脑血液循环,增进缺血区的血液灌流,挽救缺血半暗带的脑细胞。

**(二)治疗目的**

减少脑组织损伤,消除脑水肿,防止并发症发生,降低病死率和致残率。

**（三）治疗措施**

急性期溶栓治疗使血管再通,减轻脑水肿,缩小梗死灶,保护脑细胞;恢复期坚持康复锻炼,促进神经功能恢复。

## 六、护理诊断

**（一）躯体活动障碍**

躯体活动障碍与脑血栓形成,导致肢体瘫痪有关。

**（二）自理缺陷**

自理缺陷与瘫痪有关。

**（三）语言沟通障碍**

语言沟通障碍与失语有关。

**（四）焦虑**

焦虑与肢体瘫痪、沟通困难、康复效果欠佳、缺乏支持等有关。

**（五）有失用综合征的危险**

失用综合征的危险与肢体瘫痪、长期卧床及未能及时执行肢体康复锻炼等有关。

**（六）知识缺乏**

缺乏有关脑血栓形成的预防保健知识。

## 七、护理措施

**（一）休息与体位**

急性期绝对卧床休息,避免搬动;一般取平卧位,头部禁用冷敷,以防止脑血流量减少。

**（二）遵医嘱应用溶栓药物**

在发病6小时内采用溶栓方法进行治疗,迅速溶解血栓,使缺血区血液再灌注,挽救缺血半暗带,防止脑细胞进一步发生不可逆性损伤。常用溶栓药物有尿激酶、阿替普酶。严格掌握溶栓治疗的适应证、禁忌证、药物剂量,监测出血时间、凝血时间、凝血酶原时间,观察有无继发性皮肤黏膜及内脏出血征象。

**（三）遵医嘱应用抗凝血药物**

目的在于防止血栓扩展和溶栓后再闭塞。常用药物有肝素、低分子肝素及华法林等。

### (四)病情观察

定时监测并记录生命体征、意识状态、瞳孔变化,观察有无头痛、呕吐等,及时发现脑缺血加重、颅内压增高的征象,一旦发现异常及时报告医师,并积极配合处理。

### (五)生活照顾

根据患者自理能力缺陷的程度,向患者提供生活照顾和帮助,指导、协助患者做好生活护理如洗漱、进食、如厕、坐轮椅等;保持环境整洁、干燥;协助卧床患者定时翻身、拍背、按摩关节和骨隆突部位,预防压疮;指导患者保持口腔清洁,早晚间用温水全身擦洗,促进患肢血液循环;指导患者学会使用便器,保持大小便通畅和会阴部清洁;将日常用品和呼叫器置于患者伸手可及处,便于患者使用。

### (六)合理饮食

鼓励无吞咽困难的患者自行进食,少量多餐;给予低盐、低糖、低脂、低胆固醇、含有丰富维生素及足量纤维素的无刺激性食物,多食芹菜、豆类、鱼、香蕉、食醋等;有面肌麻痹者,应将食物送至口腔健侧的舌后部;有吞咽困难及呛咳者,加强吞咽功能训练,做好进食护理,防止误吸;昏迷患者应鼻饲流质饮食,保证每天的摄入量。

### (七)心理护理

关心、尊重患者,向患者耐心解释不能说话或吐字不清的原因,避免伤其自尊心;鼓励患者大声说话,对患者取得的进步应及时给予肯定和表扬;鼓励家属、朋友多与患者交流,耐心倾听其每一个问题。

### (八)健康教育

指导患者和家属了解脑血栓形成的基本病因、主要危险因素和危害,告知本病的早期症状和就诊时机,教会患者本病的康复知识与自我护理方法;应鼓励患者树立信心,在肢体和语言康复过程中循序渐进、持之以恒,不能急于求成。

# 第三节 帕金森病

帕金森病(Parkinson's disease,PD)又名震颤麻痹,是一种常见的神经系统变性疾病。主要病变在黑质和纹状体,主要临床特征为震颤、肌强直及运动减少。

## 一、病因及发病机制

帕金森病的确切病因至今未明。年龄老化、遗传因素、环境因素等均可能参与 PD 多巴胺能神经元的变性死亡过程。

### (一)年龄老化

PD 的发病率和患病率均随年龄的增长而增加。PD 多在 60 岁以后发病,这提示发病与衰老有关。资料表明随年龄增长,正常成年人脑内黑质多巴胺能神经元会呈渐进性减少。但 65 岁以上老年人中 PD 的患病率并不高,因此,年龄老化只是 PD 发病的危险因素之一。

### (二)遗传因素

遗传因素在 PD 发病机制中的作用越来越受到学者们的重视。自 20 世纪 90 年代后期第一个帕金森病致病基因 α-突触核蛋白发现以来,目前至少有 6 个致病基因与家族性帕金森病相关。但帕金森病患者中仅 5%～10%有家族史,大部分还是散发病例。遗传因素也只是 PD 发病的因素之一。

### (三)环境因素

人们早已注意到锰中毒、一氧化碳中毒、酚噻嗪、丁酰苯类药物能使人产生 PD 症状。

总之,帕金森病可能是多个基因和环境因素相互作用的结果。

## 二、临床表现

本病发病年龄在 40～70 岁,起病高峰在 50～60 岁,男性多于女性。起病隐匿、进展缓慢,常以少动、迟钝或姿势改变为首发症状。逐渐加剧主要有静止性震颤、肌张力增高、运动迟缓或运动缓慢、自主神经障碍。

### (一)症状

1.早期症状

患者最早期的症状常难以察觉,易被忽略。患者活动缺乏灵活性,少动,逐渐出现脊柱、四肢不易弯曲,随着病情进展表现为步幅变小,说话声音变小,颈、背、肩部及臀部疼痛、疲劳,睑裂轻度变宽,呈凝视状。

2.典型症状

(1)震颤:常为首发症状,占 PD 患者的 80%。特点为静止性震颤,主动运动时不明显。多由一侧上肢的远端开始,然后逐渐扩展到同侧下肢及对侧上、下肢。下颌、口唇、舌头及头部一般均最后受累,震颤频率为 4～8 次/秒,激动及疲劳时加重,睡眠时消失。

(2)肌强直:PD 患者的肌强直是由于锥体外系肌张力增高所致。由于肌张力增高及不平衡常表现为姿势的异常:呈头部前倾,躯干前弯,上肢前臂内收,肘关节屈曲,腕关节直,掌指关节屈曲的特殊姿势。老年患者肌强直可引起关节疼痛,是由肌张力增高使关节的血供受阻所致。

(3)运动迟缓:是 PD 中基底节功能不全的特征性症状,严重时呈现为运动不能。表现为各种动作缓慢,如系鞋带穿衣、剃须刷牙等动作缓慢或困难。

(4)自主神经功能障碍:常见唾液分泌过多致流涎,皮脂腺过度分泌及出汗增多,使皮肤尤其是面部皮肤油腻,血压偏低易出现直立性低血压,但很少出现晕厥,以老年患者多见。患者可有顽固性便秘、排尿不尽、滴尿、尿失禁等表现,其病理基础为迷走神经背核损害及交感神经机能障碍。

(5)精神障碍:常见为抑郁症,通常轻中度,罕见自杀。约 40% 的 PD 患者在其病程中有抑郁症状,其特征性表现为厌食、睡眠障碍和性欲缺乏。其次为痴呆,其在 PD 中发生率为 12%～20%,且其一级亲属中患有痴呆危险性极高。其他症状有情感淡漠、思维迟钝、缓慢、性格改变等。

**(二)体征**

1.早期特征

眨眼率减少,通常健康人眨眼频率在 15～20 次/分,而 PD 患者可减少至 5～10 次/分。

2.典型体征

(1)"纹状体手"呈掌指关节屈曲,近端指间关节伸直,远端指间关节屈曲。同时亦可发生足畸形。

(2)轻叩眨眼不止患者的鼻梁或眉间不能抑制瞬目反应。

(3)动眼危象:眼外肌发生强直痉挛,造成双眼固定偏斜某方向,通常两眼球上视者常见,侧视及下视者少见,反复发作,常常合并有颈、口和肌痉挛。

(4)开睑及闭睑失用,不自主的提睑肌抑制及眼轮匝肌抑制。

### 三、辅助检查

#### (一)常规检查

一般均在正常范围内,个别可有高脂血症、糖尿病、异常心电图等改变。

#### (二)血脑脊液检查

可检出多巴胺水平降低,其代谢产物高香草酸浓度降低。5-羟色胺的代谢产物与 5-羟吲哚醋酸含量减低;多巴胺 β 羟化酶降低;脑脊液中生长抑素明显降低及氨基丁酸水平减低等。

#### (三)脑 CT 检查及 MRI 检查

一般无特征性所见,老年患者可有不同程度脑萎缩、脑室扩大,部分患者伴脑腔隙性梗死灶,个别出现基底节钙化。

### 四、护理措施

#### (一)病情观察

观察有无静止性震颤、肌强直、运动缓慢或少动、姿势平衡障碍及吞咽功能情况。

#### (二)饮食护理

给予高热量、高纤维素、低盐、低脂、适量优质蛋白的易消化食物,吞咽困难的患者给予鼻饲饮食。

#### (三)休息和体位

疾病早期鼓励患者坚持适当运动锻炼,卧床患者采取舒适卧位。

#### (四)用药护理

注意观察抗组胺药金刚烷胺、左旋多巴等药物不良反应;服左旋多巴期间忌服维生素 $B_6$、利血平、氯丙嗪等药物,以免降低药物疗效或导致直立性低血压。

#### (五)安全护理

对于上肢震颤未能控制、日常活动笨拙的患者,应谨防烫伤、烧伤,对有错觉、幻觉、欣快、抑郁、精神错乱、意识模糊、智能障碍的患者应特别强调专人陪护。护士应严格遵循交接班制度,避免自伤、坠床、坠楼、走失、伤人等意外。

#### (六)心理护理

对于言语不清、构音障碍的患者,应耐心倾听;指导患者使用手势、纸笔、画板等沟通方式与他人交流;沟通过程中注意尊重患者,不可随意打断患者说话。

**(七)家庭护理**

1.复查时间

遵医嘱按时复查,注意携带出院小结。

2.饮食指导

给予高热量、高纤维素、低盐、低脂、适量优质蛋白的易消化食物,主食以五谷类为主,多吃粗粮,多食新鲜蔬菜、水果,多喝水,减轻腹胀,防止便秘;适当进食奶制品和肉类、家禽、蛋、豆类;少吃油、盐、糖。钙质有利于预防骨质疏松,每天应补充 1 000~1 500 mg 钙质。

3.休息指导

坚持适当的运动和体育锻炼,做力所能及的家务劳动等,可以延缓身体功能障碍的发生和发展。

4.运动指导

坚持主动运动,如散步、打太极拳等,保持关节活动的最大范围;加强日常生活动作训练,进食、洗漱、穿脱衣服等应尽量自理;卧床患者协助其被动活动关节和按摩肢体,预防关节僵硬和肢体挛缩。

5.疾病知识指导

患者因震颤和不自主运动,出汗多,保持皮肤卫生;中晚期患者因运动障碍,卧床时间增多,应预防压疮。

6.用药指导

遵医嘱服药,长期服药过程中可能会突然出现某些症状加重或疗效减退,应熟悉"开-关现象""剂末现象"和"异动症"的表现形式及应对方法。

7.安全指导

避免意外伤害,预防跌倒,外出时需人陪伴;智能障碍者佩戴手腕识别牌,以防走失。

8.随诊

当患者出现发热、外伤、骨折、吞咽困难或运动障碍、智能障碍加重时应及时就诊。

# 第四节　重症肌无力

重症肌无力是一种神经肌肉传递障碍的获得性自身免疫性疾病,主要表现为受累骨骼肌极易疲劳,经休息和服用抗胆碱酯酶药物后部分恢复为特征。

## 一、病因及发病机制

### (一)病因

临床研究发现,70％的重症肌无力患者胸腺肥大,10％～15％的重症肌无力患者合并胸腺瘤。本病是一种与胸腺异常有关的自身免疫性疾病。可能与某些遗传因素有关。

### (二)发病机制

本病的病理改变包括肌纤维、神经-肌肉接头和胸腺3部分。

1.肌纤维

(1)局灶性炎性变,可见急性肌纤维凝固、坏死、肿胀,横纹肌及肌原纤维消失和吞噬细胞浸润。

(2)肌纤维间、小血管周围可见淋巴细胞集结,称为淋巴瘤。

(3)散在视神经性肌萎缩。

肌纤维的上述3种形态学改变均非特异性,可见于多发性肌炎,或其他神经源性疾病。

2.神经-肌肉接头

可见终板栅变细、水肿和萎缩。电镜下神经-肌肉接头处活检可见突触后膜皱褶减少变平坦,其上乙酰胆碱受体数目减少、受体变性。

3.胸腺

胸腺是重症肌无力病理的重要组成部分。80％以上患者伴发胸腺增生,即使没有胸腺增生的正常胸腺中亦可见到淋巴小结生发中心增生。10％～20％患者伴发胸腺瘤。病理形态中常有淋巴细胞型、上皮细胞型和混合型3种,后两种细胞类型者常伴重症肌无力。

## 二、临床表现

本病起病隐匿,最常见的首发症状为眼外肌不同程度的无力,包括上睑下垂,眼球活动受限而出现复视,但瞳孔括约肌不受累。眼外肌力弱由单眼开始,以后累及双眼,或双眼同时发病,但两侧受累程度常不对称。

除眼肌外,其他骨骼肌也可受累。延髓肌无力常伴有表情肌和咀嚼肌无力症状,表现为兔眼、表情淡漠、苦笑面容、鼓腮和吹气不能等。延髓肌无力者表现为口齿不清、语言不利、重鼻音、伸舌不灵,以致进食困难、饮水呛咳等。早期患者仅为进食时间延长、讲话时间久后极易疲劳,后期患者则有伸舌、上提不能,乃至咽反射消失等。此时,若不及时诊治必将危及生命。少数急性起病,同时累及眼外肌、延髓肌、四肢甚至呼吸肌无力者,称为进展型重症肌无力。

## 三、分型

根据发病年龄,肌无力受累范围和病情严重性分为下列类型。

### (一)成年肌无力

成年肌无力又可分为 5 型,具体如下。

1.Ⅰ型

Ⅰ型称为单纯眼肌型,病变限于眼外肌,出现上睑下垂和/或复视。此型为良性,但对药物治疗的敏感性较差。

2.Ⅱ型

Ⅱ型为轻度全身肌无力型。

(1)Ⅱa型:从眼外肌开始逐渐波及四肢和球部肌肉,呼吸肌常不受累。

(2)Ⅱb型:症状较Ⅱa型重,常有复视、上睑下垂、咽下困难、食欲缺乏和四肢无力。

3.Ⅲ型

Ⅲ型称为急性进展型,发病急,多在 6 个月内达到高峰,常出现球部肌肉瘫痪和肌无力危象,病死率高。

4.Ⅳ型

Ⅳ型称为迟发重症型,从Ⅱa或Ⅱb发展而来,2~3 年后转为此型。常合并胸腺瘤,预后较差。

5.Ⅴ型

Ⅴ型为肌无力且伴有肌萎缩者。

### (二)儿童肌无力

儿童肌无力占我国重症肌无力患者的 10% 左右。该组病例的绝大多数仅限于眼外肌麻痹、睑下垂等单纯眼肌麻痹。约有 1/4 的病例可自行缓解。仅少数患者累及全身骨骼肌。儿童重症肌无力中还有以下 2 种特殊亚型。

### 1.新生儿肌无力

新生儿肌无力占肌无力母亲分娩的婴儿中的 10%～14%。在出生后的第 1 天即出现无力,表现为吸吮困难、哭声低沉。新生儿肌无力的发生与母亲血液中抗 ACh 受体抗体通过胎盘到达胎儿体内有关。多数婴儿在 2 周后逐渐好转。

### 2.先天性肌无力

先天性肌无力是指出生或生后短期内出现婴儿肌无力,并持续存在眼外肌麻痹。这组患儿母亲虽不患有重症肌无力,但其家族中或同胞兄妹中有肌无力病史。

### (三)少年型重症肌无力

少年型重症肌无力是指 14～18 岁起病的重症肌无力,此型肌无力患者亦以单纯眼睑下垂或斜视、复视多见,吞咽困难或全身无力者较儿童肌无力多见。亦有部分患者仅表现为单纯脊髓肌无力。

### (四)肌无力危象

由于肌无力患者因呼吸、吞咽困难而不能维持基本生活、生命体征,称为肌无力危象,发生率占肌无力总数的 9.8%～26.7%,呼吸道感染、分娩、妊娠、药物使用不当等可诱发。肌无力危象发生的原因可有以下 3 种情况。

### 1.肌无力危象

肌无力危象是由疾病发展和抗胆碱酯酶药物不足引起。临床表现为吞咽、咳嗽无力,呼吸窘迫、困难乃至停止的严重状况。体检可能见瞳孔扩大、全身大汗、腹胀、肠鸣音正常和新斯的明注射后症状好转等特点。

### 2.胆碱能危象

胆碱能危象占危象例数的 1.0%～6.0%,由抗胆碱酯酶药物过量引起。除肌无力的共同特点外,患者有瞳孔缩小、浑身出汗、肌肉跳动、肠鸣音亢进,肌内注射新斯的明后症状加重等特征。

### 3.反拗危象

反拗危象由感染、中毒和电解质紊乱引起,应用抗胆碱酯酶药物后可暂时减轻,继之又加重的临界状态。

## 四、辅助检查

### (一)疲劳试验

受累肌肉在较短时间内重复收缩,如果出现无力或瘫痪,休息后又恢复正常者为阳性。

### (二)抗胆碱酯酶药物试验

1.依酚氯铵试验

静脉注射依酚氯铵 5～10 mg,症状迅速缓解者为阳性,一般仅维持 10 分钟左右又恢复原状。

2.新斯的明试验

肌内注射甲硫酸新斯的明 0.5～1 mg,20 分钟症状明显减轻者则为阳性,可持续 2 小时左右。

### (三)重复电刺激

在停用新斯的明 24 小时以后,低频重复电刺激尺神经、面神经或腋神经,记录远端诱发电位及衰减程度,如递减幅度＞10％称为阳性。

### (四)AChR 抗体测定

常用放射免疫法和酶联免疫吸附试验进行测定,80％以上的病例 AChR 抗体滴度增高。同一患者的 AChR 抗体滴度越高,肌无力越明显,但不能用 AChR 抗体滴度比较不同患者的病情程度。

## 五、治疗

### (一)药物治疗

1.抗胆碱酯酶药物

通过抑制胆碱酯酶的活性,使释放至突触间隙的 ACh 存活时间延长而发挥效应。常用药物有溴吡斯的明片剂、安贝氯铵片剂,同时可辅用氯化钾、麻黄碱,有加强抗胆碱酯酶药物疗效的作用。

2.糖皮质激素

通过抑制 AChR 抗体的生成发挥作用。

3.免疫抑制药

首选硫唑嘌呤。

### (二)血浆置换法

应用正常人血浆或血浆代用品置换重症肌无力患者的血浆,以去除患者血液中的 AChR 抗体,其效果仅维持 1 周左右,需重复进行。

### (三)淋巴细胞置换法

定期应用正常人血淋巴细胞替代患者血液中产生 AChR 抗体的淋巴细胞,

疗效短暂。

**(四)手术和放射治疗**

对年轻女性、病程短、进展快的患者可行胸腺摘除术,对年龄较大、不宜手术者可行胸腺放射治疗。

**(五)重症肌无力危象的处理**

应尽快改善呼吸功能,有呼吸困难者应及时行人工呼吸;勤吸痰,保持呼吸道通畅,预防肺不张和肺部感染。根据肌无力危象、胆碱能危象等不同类型进行对症处理。

**六、护理诊断**

**(一)有误吸的危险**

误吸的危险与面部、咽部、喉部肌肉及呼吸肌无力有关。

**(二)气体交换受损**

气体交换受损与继发肌无力或胆碱能危象的呼吸衰竭有关。

**(三)语言沟通障碍**

语言沟通障碍与肌肉无力或气管插管有关。

**(四)营养失调:低于机体需要量**

营养失调:低于机体需要量与肌无力、无法吞咽及药物所致食欲欠佳有关。

**(五)知识缺乏**

不熟悉疾病过程及治疗。

**(六)感知改变**

感知改变与眼外肌无力引起睑垂、斜视、复视有关。

**(七)吞咽困难**

吞咽困难与肌无力有关。

**(八)自理缺陷**

自理缺陷与肌无力、运动障碍有关。

**(九)潜在并发症**

呼吸衰竭。

### 七、护理措施

本病为一种慢性病,症状迁延,患者往往不能长期坚持正常工作、学习和生活。因此,医务人员体贴、关心患者,鼓励患者树立长期与疾病做斗争的必胜信念是治疗本病的首要条件。

通过治疗与护理,患者能够保持乐观的情绪,能够与他人沟通,生活需要得到满足,不会发生误吸。

#### (一)药物治疗与护理

**1.抗胆碱酯酶药物**

抗胆碱酯酶药物是本病最主要的有效药物,常用药物如下。

(1)新斯的明:片剂每片为 15 mg,常用剂量为 15~30 mg,每天 2~4 次。针剂每支为 0.5 mg,每次 0.5~1.0 mg,每天注射数次,或遵医嘱。该药作用时间快,肌内注射后 30 分钟即见作用,1 小时左右最好,半衰期为 1~2 小时。适用于临床症状较轻阶段或疾病早期。

(2)溴吡斯的明:最常用,片剂每片为 60 mg,每次 60~120 mg,每天 3~6 次。该药具有作用时间长、不良反应少的特点,适用于治疗眼肌型、延髓肌型和全身型肌无力。严重或伴发感染的患者对药物吸收和敏感性均降低。

(3)安贝氯铵:片剂每片为 5 mg、10 mg。抗胆碱酯酶作用强,为新斯的明的 2~4 倍,持续时间长,可维持 6~8 小时,但不良反应多,安全系数小。常用剂量为 5~10 mg,每天 2~4 次。

所有抗胆碱酯酶药物的应用均应按个体差异决定,从最小剂量开始,以保持最佳效果和维持进食能力等标准为度。

所有抗胆碱酯酶药物的不良反应包括腹痛、腹泻、出汗、肌肉跳动、瞳孔缩小等。严格掌握用药的时间及剂量,如用药不足或突然停药易导致肌无力危象。一旦给药过量,可发生胆碱能危象,造成病情恶化甚至生命危险。护理人员应严密观察患者的用药反应,发现异常,及时报告医师进行处理。

**2.免疫抑制药**

(1)肾上腺皮质激素指征为:①成年人,特别是 40 岁后起病的全身肌无力、延髓肌无力而病程在 1 年之内,应用抗胆碱酯酶药物疗效不满意者;②胸腺肿瘤或胸腺增生已作胸腺切除而临床症状不能改善者;③胸腺手术无指征,作胸腺放射治疗前,机体免疫功能活跃者;④儿童重症肌无力,病程在 2 年以上且无任何恢复征象,或儿童肌无力累及全身骨骼肌且对抗胆碱酯酶药物无效者。

给药方法为每天 50～100 mg 或隔天口服,或地塞米松 10～20 mg 静脉滴注,每天 1 次,至症状改善后改为口服。症状改善后仍需大剂量皮质激素维持 8～12 周,此后,较快减量至隔天 60 mg,逐步减量至隔天 15～30 mg 口服,并继续维持数年。此种药物的缺点是反应大,用药初期症状加重。因此,在大剂量冲击期间有可能出现呼吸肌瘫痪,应作好气管切开、应用人工呼吸器的准备。长期应用者应注意骨质疏松、股骨头坏死等并发症。

(2)环磷酰胺:每次 100 mg,每天口服 3 次,或每天 200～400 mg,每周 2 次。适用于泼尼松治疗不满意患者的联合应用。长期应用将引起白细胞计数减少,但能较快地使血清抗体水平降低。

(3)硫唑嘌呤:每天 50～200 mg,分次口服。连续使用将抑制 T 细胞功能,继之使血清抗体水平降低。常与泼尼松或其他免疫抑制药联合使用。

3.禁用和慎用的药物

奎宁,氯仿,吗啡,链霉素,黏菌素,多黏菌素 A、B,紫霉素及巴龙霉素等均有加重神经-肌肉接头传递障碍或抑制呼吸肌的作用,应当禁用。地西泮、苯巴比妥等镇静药对部分精神紧张、情绪不稳定的病例常有改善症状之效,但呼吸衰竭、严重缺氧者必须慎用。

**(二)肌无力危象的处理**

肌无力危象是一种危急状态,病死率为 15.4%～50%。不管何种肌无力危象,基本的处理原则完全相同。

1.保持呼吸道通畅

当自主呼吸不能维持正常通气量时应尽早行气管切开术和人工辅助呼吸。

2.积极控制感染

选用有效而足量的抗生素,可用林可霉素、哌拉西林、红霉素、头孢菌素等静脉滴注。感染控制的好坏与预后直接相关。反之,神经功能是否恢复又是影响感染能否积极控制的重要条件。

3.皮质激素

大剂量开始,逐渐减量,可以大大降低病死率,缩短危象期。在足量的抗生素应用条件下,即使合并肺部感染,仍应给予激素治疗。

4.不用或少用抗胆碱酯酶药物

新斯的明、吡啶斯的明、安贝氯铵、加兰他敏等。

5.严格做好气管切开和鼻饲护理

保持呼吸道通畅、湿化,严防窒息和呼吸机故障。

### (三)满足患者的心理需要

患者常因眼睑下垂、表情呆板或语言低沉等而疏于与外界交流,护士应主动关心体贴患者,多与其交谈,帮助其适应周围环境及住院生活,消除其自卑心理,鼓励其进行正常的人际交往。帮助患者保持乐观情绪,使其积极配合治疗。因本病呈进行性加重趋势,需长期治疗,如果症状加重可能长期卧床不起,要尽力宽慰患者,使其保持情绪稳定,树立战胜疾病的信心。

### (四)满足患者的生理需要

患者应在安静、舒适的环境中休息,避免剧烈运动。保证足够的睡眠,养成定时作息的良好习惯。注意劳逸结合,尤其注意午后休息和妇女月经期休息。症状明显或使用大剂量激素冲击治疗期间,应限制在室内活动,发生危象时则应卧床休息。在饮食方面,应进食低盐、高蛋白、富含钾和钙的食物,以补充营养,减少糖皮质激素治疗的不良反应。咀嚼无力或吞咽困难者,以软食、半流、糊状物或流质的食物如肉汤、牛奶等为宜。并在药物生效后小口缓慢进食,反呛明显不缓解时给予鼻饲流质,以免发生窒息和误吸。

### (五)做好口腔护理

患者因咀嚼、吞咽困难,伸舌不能,咽反射消失,口腔内常留有食物残渣,加之口腔分泌物过多,易引起口腔感染,必须保持口腔清洁,口腔护理每天2次。

### (六)做好皮肤护理

因患者长期卧床,易形成压疮,应做好皮肤护理,严防压疮的发生。

### (七)呼吸功能的观察

本症患者常出现呼吸困难,应细心观察有无口唇、指甲发绀及鼻翼翕动,如有呼吸困难应及时吸氧或做人工呼吸。对口腔、呼吸道分泌物过多,黏稠不易咳出者,严重影响通气量时,应及时进行气管切开术,并严密观察呼吸频率、深浅,缺氧情况,及时调节潮气量。经常检查患者的氧分压、氧饱和度和血液 pH 等,以助了解呼吸功能有无改善。

### (八)预防肺部感染

出现肌无力危象后,因呼吸肌麻痹,咳嗽反射减弱或消失,呼吸道分泌物增多又不能自行排出,故肺部感染很难控制。为了防止肺部感染,患者出现吞咽困难时应尽早给予鼻饲,以防止误吸。在发生严重肺部感染时,应早期做气管切开,以利于排痰。另外根据痰培养的致病菌种,选择应用大剂量抗生素。勤翻身拍背，吸痰，定期对气管内滴抗生素、生理盐水及糜蛋白酶，利于痰的湿化。

### (九)做好患者家属的宣教

向患者家属介绍有关重症肌无力的一般知识，多与家属交流，鼓励他们多安慰患者，关心患者。理解家属的心情，多做解释工作，减轻其焦虑心理。告诉患者及家属除药物治疗外，还可以采用以下治疗方法。

1.胸腺摘除

对胸腺增生者效果好。年轻女性患者，病程短，进展快的病例效果更佳。

2.放射治疗

如因年龄较大或其他原因不适合作胸腺摘除者可行深部钴-60($^{60}$Co)放射治疗。

3.血浆交换

按体重的 5% 计算血容量，每次交换患者血浆 1 000～2 000 mL，连续 5～6 次为 1 个疗程。血浆交换治疗可使多数严重患者症状缓解，缓解时间为数周至数月。缺点是医疗费用太高，不能推广。血浆交换合并泼尼松及硫唑嘌呤治疗可延长缓解期。

| 第三章 | 心内科护理 |
|---|---|

# 第一节　心　包　炎

心包炎是指心包因细菌、病毒、自身免疫、物理、化学等因素而发生急性炎性反应和渗液,以及心包粘连、增厚、缩窄、钙化等慢性病变。临床上主要有急性心包炎和慢性缩窄性心包炎。

## 一、急性心包炎

### (一)病因和病理

**1.病因**

急性心包炎常继发于全身疾病。可由感染、结缔组织异常、代谢异常、损伤、心肌梗死或某些药物引起,或为非特异性,临床上以结核性、化脓性和风湿性心包炎多见。急性心包炎过去常由风湿热、结核及细菌感染引起。近年来有了明显变化,病毒感染、肿瘤及心肌梗死性心包炎发病率明显增多。另外,自身免疫性疾病、代谢性疾病及物理因素等均可引起。

**2.病理**

急性心包炎的病理可分为纤维蛋白性和渗出性两种。

(1)纤维蛋白性:为急性心包炎的初期阶段,心包的脏层出现纤维蛋白,白细胞及少量内皮细胞组成的炎性渗出物,使心包壁呈绒毛状、不光滑状态,由于此期尚无明显液体积聚,心包的收缩和舒张功能不受限。

(2)渗出性:随着病情发展,心包腔渗出液增多,主要为浆液性纤维蛋白渗液。渗出液可呈血性、脓性,100～300 mL。积液一般在数周至数月被吸收,可伴有壁层和脏层的粘连、增厚和缩窄。当短时间渗出液量增多,心包腔内压力迅速上升,限制心脏舒张期的血液充盈和收缩期的心排血量,超出心代偿能力时,可出现心脏压塞,发生休克。

**(二)临床表现**

1.纤维蛋白性心包炎

(1)症状:可由原发疾病引起,如结核可有午后潮热、盗汗等表现,化脓性心包炎可有寒战、高热、大汗等表现。心包本身炎症,可见胸骨后疼痛、呼吸困难、咳嗽、声音嘶哑、吞咽困难等。由于炎症波及第5或第6肋间水平以下的心包壁层,此阶段心前区疼痛为最主要的症状。急性特异性心包炎及感染性心包炎等疼痛症状较明显,而缓慢发展的结核性或肿瘤性心包炎疼痛症状较轻。疼痛可为钝痛或尖锐痛,向颈部、斜方肌区(特别是左侧)或肩部放射,疼痛程度轻重不等,通常在胸部活动、咳嗽和呼吸时加重;坐起和前倾位缓解。冠脉缺血疼痛则不随胸部活动或卧位而加重,两者可鉴别。

(2)体征:心包摩擦音是纤维蛋白性心包炎的典型体征。由粗糙的壁层和脏层在心脏活动时相互摩擦而产生,呈刮抓样,与心音发生无相关性。典型的心包摩擦音以胸骨左缘第3~4肋间最清晰,常间歇出现并时间短暂,有时仅出现于收缩期,甚至仅在舒张期闻及。坐位时前倾和深吸气时听诊器加压更易听到。心包摩擦音可持续数小时到数天。当心包积液量增多将两层包膜分开时,摩擦音消失,如有粘连仍可闻及。

2.渗出性心包炎

(1)症状:呼吸困难是心包积液时最突出的症状,与支气管、肺受压及肺淤血有关。呼吸困难严重时,患者呈端坐呼吸,身体前倾、呼吸浅快、可有面色苍白、发绀等。急性心脏压塞时,出现烦躁不安、上腹部胀痛、水肿、头晕甚至休克。也可出现压迫症状:压迫支气管引起激惹性咳嗽;压迫食管引起吞咽困难;压迫喉返神经导致声音嘶哑。

(2)体征:心包积液体征、心包叩击音、心脏压塞体征。

心包积液体征:心界向两侧增大,相对浊音界消失,患者由坐位变卧位时第2、3肋间心浊音界增宽;心尖冲动弱,可在心浊音界左缘内侧处触及;心音遥远、心率增快;大量心包积液压迫左侧肺部,在左肩胛骨下区可出现浊音及支气管呼吸音。

心包叩击音:少数患者在胸骨左缘第3、4肋间可听到声音响亮呈拍击样的心包叩击音。由心脏舒张受到心包积液的限制,血流突然终止,形成漩涡和冲击心室壁产生震动所致。

心脏压塞体征:当心包积液聚集较慢时,可出现亚急性或慢性心包压塞,表现为体循环静脉淤血、奇脉等;快速的心包积液(仅 100 mL)即可引起急性心脏压塞,表现为急性循环衰竭、休克等。其征象有:①体循环静脉淤血表现。颈静脉怒张,吸气时明显,静脉压升高、肝大伴压痛、腹水、皮下水肿等。②心排血量下降引起收缩压降低、脉压变小、脉搏细弱,重者心排血量降低发生休克。③奇脉指大量心包积液,触诊时桡动脉呈吸气性显著减弱或消失,呼气时声音复原的现象。

**(三)辅助检查**

**1.实验室检查**

原发病为感染性疾病可出现白细胞计数增加、红细胞沉降率增快。

**2.X 线检查**

渗出性心包炎心包积液量>300 mL 时,心脏阴影向两侧扩大,上腔静脉影增宽及右心膈角呈锐角,心缘的正常轮廓消失,呈水滴状或烧瓶状,心脏随体位而移动。心脏搏动减弱或消失。

**3.心电图检查**

其改变取决于心包脏层下心肌受累的范围和程度。

(1)常规 12 导联(aVR 导联除外)有 ST 段弓背向下型抬高及 T 波增高,1 天至数天后回到等电位线。

(2)T 波低平、倒置,可持续数周至数月或长期存在。

(3)可有低电压,大量积液时可见电交替。

(4)可出现心律失常,以窦性心动过速多见,部分发生房性心律失常,还可有不同程度的房室传导阻滞。

**4.超声心动图检查**

对诊断心包积液和观察心包积液量的变化有重要意义。M 型或二维超声心动图均可见液性暗区,此时可确诊。

**5.心包穿刺**

对心包炎性质的鉴别、解除心脏压塞及治疗心包炎均有重要价值。

(1)心包积液测定腺苷脱氨酶活性,≥30 U/L 对结核性心包炎的诊断有高度的特异性。

(2)抽取定量的积液可解除心脏压塞症状。

(3)心包腔内注入抗生素或化疗药物可治疗感染性或肿瘤性心包炎。

**6.心包活检**

可明确病因。

### (四)治疗

急性心包炎的治疗与预后取决于病因,所以诊治的开始应着眼于筛选能影响处理的特异性病因,检测心包积液和其他超声心动图异常,并给予对症治疗。胸痛可以服用布洛芬 600~800 mg,每天 3 次,如果疼痛消失可以停用。如果对非甾体抗炎药物不敏感,可能需要给予糖皮质激素治疗,如泼尼松 60 mg,口服,每天 1 次,1 周内逐渐减量至停服,也可以辅助性给予麻醉类止痛剂。急性非特异性心包炎和心脏损伤后综合征患者可有心包炎症反复发作成为复发性心包炎,可以给予秋水仙碱 0.5~1 mg,每天 1 次,服用至少 1 年,缓慢减量停药。如果是心包积液影响了血流动力学稳定,可以行心包穿刺。病因明确后应该针对病因进行治疗。

### (五)护理评估

**1.健康史**

评估患者有无结核病史和近期有无纵隔、肺部或其他部位的感染史;有无风湿性疾病、心肾疾病及肿瘤、外伤、过敏、放射性损伤的病史。

**2.身体状况**

(1)全身症状:多由原发疾病或心包炎本身引起,感染性心包炎常有畏寒、发热、肌肉酸痛、出汗等全身感染症状,结核性心包炎还有低热、盗汗、乏力等症状。

(2)心前区疼痛:为最初出现的症状,是纤维蛋白性心包炎的重要表现,多见于急性非特异性心包炎和感染性心包炎(不包括结核性心包炎)。部位常在心前区或胸骨后,呈锐痛或刺痛,可放射至颈部、左肩、左臂、左肩胛区或左上腹部,于体位改变、深呼吸、咳嗽、吞咽、左侧卧位时明显。

(3)呼吸困难:是渗出性心包炎最突出的症状。心脏压塞时,可有端坐呼吸、呼吸浅快、身体前倾和口唇发绀等。

(4)心包摩擦音:是心包炎特征性体征,在胸骨左缘第 3、4 肋间听诊最清楚,呈抓刮样粗糙音,与心音的发生无相关性。部分患者可在胸壁触到心包摩擦感。

(5)心包积液征及心脏压塞征:心浊音界向两侧扩大,并随体位改变而变化,心尖冲动弱而弥散或消失,心率快,心音低而遥远。颈静脉怒张、肝大、腹水、下肢水肿、血压下降、脉压变小、奇脉,甚至出现休克征象。

(6)其他:气管、喉返神经、食管等受压,可出现刺激性咳嗽、声音嘶哑、吞咽困难等。

**3.心理状况**

患者常因住院影响工作和生活,以及心前区疼痛、呼吸困难而紧张、烦躁、急性心脏压塞时可出现晕厥,患者更感到恐慌不安。

**(六)护理诊断**

**1.疼痛**

心前区疼痛与心包纤维蛋白性炎症有关。

**2.气体交换受损**

气体交换受损与肺淤血及肺组织受压有关。

**3.心排血量减少**

心排血量减少与大量心包积液妨碍心室舒张充盈有关。

**4.体温过高**

体温过高与感染有关。

**5.焦虑**

焦虑与住院影响工作、生活及病情重有关。

**(七)护理目标**

(1)疼痛减轻或消失。

(2)呼吸困难减轻或消失。

(3)心排血量能满足机体需要,心排血量减少症状和肺淤血症状减轻或消失。

(4)体温降至正常范围。

(5)焦虑感消失,情绪稳定。

**(八)护理措施**

**1.一般护理**

(1)保持病房环境安静、舒适、空气新鲜,温湿度适宜;安置患者取半卧位或前倾坐位休息,提供床头桌便于伏案休息,以减轻呼吸困难。

(2)给予低热量、低动物脂肪、低胆固醇、适量蛋白质和富含维生素的食物,少食多餐,避免饱餐及刺激性食物、烟酒;有肺淤血症状时给低盐饮食。

(3)出现呼吸困难或胸痛时立即给予氧气吸入,一般为 1～2 L/min 持续吸氧,嘱患者少说话,以减少耗氧。

(4)心前区疼痛时,遵医嘱适当给予镇静剂以减轻疼痛,嘱患者勿用力咳嗽或突然改变体位,以免诱发或加重心前区疼痛。

(5)畏寒或寒战时,注意保暖;高热时,给予物理降温或按医嘱给予小剂量退热剂,退热时需补充体液,以防虚脱,及时擦干汗液,更换衣服、床单,防止受凉。

(6)鼓励患者说出内心的感受,向患者简要介绍病情和进行必要的解释,给予心理安慰,使患者产生信任、安全感。

2.病情观察

(1)定时监测和记录生命体征了解患者心前区疼痛的变化情况,密切观察心脏压塞的表现。

(2)患者呼吸困难,血压明显下降、口唇发绀、面色苍白、心动过速,甚至休克时,应及时向医师报告,并做好心包穿刺的准备工作。

(3)对水肿明显和应用利尿剂治疗的患者,需准确记录出入量,观察水肿部位的皮肤及有无乏力、恶心、呕吐、腹胀、心律失常等低血钾表现,并定期复查血清钾,出现低血钾症时遵医嘱及时补充氯化钾。

3.心包穿刺术护理

(1)术前:应备好心包穿刺包,急救药品及器械;向患者做好解释工作,将治疗的意义、过程、术中配合等情况告诉患者,必要时遵医嘱给予少量镇静剂。

(2)术中:应陪伴患者,给予支持、安慰;熟练地配合医师进行穿刺治疗,配合医师观察心电图,如出现 ST 段抬高或室性期前收缩提示针尖触及心室壁,出现 PR 段抬高和房性期前收缩,则提示针尖触及心房,应提醒医师立即退针。

(3)术后:应记录抽液量和积液性质,按要求留标本送检;嘱患者绝对卧床 4 小时,可采取半卧位或平卧位;密切观察患者的血压、呼吸、脉搏、心率及心律的变化,并做好记录,发现异常及时进行处理;如患者因手术刺激出现胸痛或精神紧张影响休息时,可给予镇静剂。

**二、慢性缩窄性心包炎**

**(一)病因与病理**

1.病因

慢性缩窄性心包炎继发于急性炎症,其原因为结核或其他感染、新生物、日光或声音的辐射、创伤和心脏手术等。在我国以结核性心包炎最为常见,其次为化脓性或创伤性心包炎。少数与心包肿瘤、急性非特异性心包炎及放射性心包炎等有关。

2.病理

缩窄性心包炎继发于急性心包炎。急性心包炎患者,随着积液逐渐吸收,可有纤维组织增生、心包增厚粘连、壁层与脏层融合钙化。心包缩窄使心室舒张期扩展受阻,心室舒张期充盈减少,心排血量下降,导致动脉系统供血不足,进一步发展会影响心脏收缩功能,静脉回流受阻,出现静脉系统淤血。

**(二)临床表现**

1.症状

起病隐匿,常于急性心包炎后数月至数年发生心包缩窄。早期症状为劳力性呼吸困难,严重时不能平卧,呈端坐呼吸。常见食欲缺乏、腹部胀满或疼痛、头晕、乏力等症状。

2.体征

(1)心脏体征:①心尖冲动减弱或消失。②心浊音界正常或稍大,心音低而遥远。③部分患者在胸骨左缘第3～4肋间于舒张早期可听到心包叩击音。④可出现期前收缩与房颤等。

(2)心包缩窄和心腔受压的表现:①出现静脉回流受限的体征,如颈静脉怒张、肝大、胸腔积液、腹水、下肢水肿等。②少数患者出现 Friedreich 征(舒张早期颈静脉突然塌陷现象)和 Kussmaul 征(吸气时颈静脉怒张明显,静脉压进一步上升),是由充盈压过高的右心房在三尖瓣开放时压力骤然下降所致。③收缩压降低,舒张压升高,脉压变小,脉搏细弱无力。由于心排血量减少,反射性引起周围小动脉痉挛。

**(三)辅助检查**

1.实验室检查

可有轻度贫血,肝淤血可有肝功能损害血浆蛋白生成减少,肾淤血可有蛋白尿、一过性尿素氮升高。

2.X 线检查

心搏减弱或消失,可出现心影增大,呈三角形,左、右心缘变直,主动脉弓小或难以辨认;上腔静脉扩张;心包钙化等征象。

3.心电图检查

常提示心肌受累的范围和程度。主要表现为 QRS 波群低电压和 T 波倒置或低平;T 波倒置越深,提示心肌损害越重。

4.超声心动图检查

可见心包增厚、钙化、室壁活动减弱等表现。

5.CT 及 MR 检查

CT 及 MR 检查是识别心包增厚和钙化可靠与敏感的方法,若见心室呈狭窄的管状畸形、心房增大和下腔静脉扩张,可提示心包缩窄。

6.右心导管检查

可见肺毛细血管压力、肺动脉舒张压力、右心室舒张末期压力及右心房压力均增高(>250 mmHg)等特征性表现。右心房压力曲线呈 M 型或 W 型,右心室压力曲线呈收缩压轻度升高、舒张早期下陷和舒张期的高原型曲线。

**(四)治疗**

慢性缩窄性心包炎是一个进展性疾病,其心包增厚、临床症状和血流动力学表现不会自动逆转。外科心包剥离术是唯一确切的治疗方法。内科治疗包括利尿、扩张静脉和限盐。窦性心动过速是一种代偿机制,所以 β 受体阻滞剂应该避免或谨慎使用。房颤伴快心室率,地高辛为首选药物,并应该在 β 受体阻滞剂和钙通道阻滞剂之前使用,心率控制在 80～90 次/分。

**(五)护理评估**

1.健康史

评估急性心包炎病史和治疗情况。

2.身体状况

起病缓慢,一般在患急性心包炎后 2～8 个月逐渐出现明显的心脏压塞征象。主要表现为不同程度的呼吸困难、头晕、乏力、衰弱、心悸、胸闷、咳嗽、腹胀、食欲缺乏、肝区疼痛等;体征主要有颈静脉怒张、肝大、腹水、下肢水肿等;心脏听诊有心音低钝,心包叩击音及期前收缩、心房颤动等心律失常征象;晚期可有收缩压下降,脉压变小等。

3.心理状况

患者因病程漫长、生活不能自理或需要做心包切开术等而感焦虑不安。

**(六)护理诊断**

1.活动无耐力

活动无耐力与心排血量不足有关。

2.体液过多

体液过多与体循环淤血有关。

**(七)护理目标**

(1)活动耐力增强,能胜任正常体力活动。

(2)水肿减轻或消退。

(八)护理措施

1.一般护理

(1)患者需卧床休息至心慌、气短、水肿症状减轻后,方可起床轻微活动,并逐渐增加活动量。合理安排每天活动计划,以活动后不出现心慌、呼吸困难、水肿加重等为控制活动量的标准。

(2)给予高蛋白、高热量、高维生素食物,适当限制钠盐摄入,防止因低蛋白血症及水、钠潴留而加重腹水及下肢水肿等症状和体征。

(3)因机体抵抗力低下及水肿部位循环不良、营养障碍,易形成压疮和继发感染,故应加强皮肤护理,以免产生压疮。

(4)加强与患者的心理沟通,体贴关怀患者,和家属共同做好思想疏导工作,消除患者的不良心理反应,使患者树立信心,以良好的精神状态配合各项治疗。

2.病情观察

定时监测和记录生命体征,准确记录出入量,密切观察心脏压塞症状的变化,发现病情变化尽快向医师报告,以便及时处理。

3.心包切开术的护理

心包切开引流术的目的是缓解压迫症状,防止心肌萎缩。

(1)术前向患者说明手术的意义和手术的必要性、可靠性,解除思想顾虑,使患者和家属增加对手术的心理适应性和对医护人员的信任感。

(2)术后做好引流管的护理,记录引流液的量和性质,并按要求留标本送检;同时严密观察患者的脉搏、心率、心律和血压变化,如有异常及时报告医师并协助处理。

# 第二节　心　肌　病

心肌病是一组由心室的结构改变和心肌壁功能受损所导致心脏功能进行性障碍的病变,由不同病因引起心脏机械和电活动的异常,表现为心室不适当的肥厚或扩张。严重心肌病会引起心血管性死亡或进展性心力衰竭。心肌病通常分为原发性心肌病和继发性心肌病,其中原发性心肌病包括扩张型心肌病、肥厚型心肌病、限制型心肌病、致心律失常性右室心肌病和未定型心肌病。继发性心肌病指心肌病是全身性疾病的一部分。

## 一、扩张型心肌病

扩张型心肌病也称为充血性心肌病,是心肌病中常见的临床类型,以心肌广泛纤维化、心肌收缩力减弱、心脏扩大、双侧心室扩张为基本病变。

### (一)病因与病理

**1.病因**

病因尚不明确,近年来心肌病有增加趋势,青年男性发病居多,男女之比为2.5:1,目前主要与以下因素有关。

(1)遗传与基因。

(2)持续病毒感染。

(3)细胞免疫。

(4)血管活性物质和心肌微血管痉挛。

(5)代谢异常、中毒等。

**2.病理**

其主要以心腔扩张为主,室壁变薄,纤维瘢痕形成,常伴有附壁血栓形成。

### (二)临床表现

**1.无症状期**

无明显临床症状,心脏轻度增大,射血分数 40%~50%。

**2.症状期**

主要是疲劳乏力、气促、心悸等,舒张早期奔马律,射血分数 20%~40%。

**3.充血性心力衰竭期**

出现劳力性呼吸困难,端坐呼吸,水肿和淤血性肝大等全心衰竭的表现。主要体征为心脏扩大、心律失常及肺循环淤血,常可听到奔马律。

### (三)辅助检查

**1.胸部 X 线检查**

肺淤血,心影增大,心胸比例>50%。

**2.心电图检查**

多种异常心电图改变,如心房颤动、传导阻滞、ST-T 改变、肢导低电压、R 波减低、病理性 Q 波等。

**3.超声心动图检查**

心腔扩大以左心室为主。因心室扩大致二、三尖瓣的相对关闭不全,而瓣膜本身无病变;室壁运动普遍减弱,心肌收缩功能下降。

4.放射性核素检查

核素血池显像可见左心室容积增大,左心室射血分数降低;心肌显像表现放射性分布不均匀或呈"条索样""花斑样"改变。

5.心导管检查和心血管造影

心室舒张末压、肺毛细血管楔压增高;心室造影见心腔扩大、室壁运动减弱、射血分数下降;冠状动脉造影正常。

6.心内膜心肌活检

心肌细胞肥大、变性,间质纤维化等。

**(四)治疗**

本病原因未明,尚无特殊防治方法,主要是控制充血性心力衰竭和心律失常。

1.一般治疗

限制体力活动,低盐饮食。

2.抗心力衰竭治疗

长期应用β受体阻滞药,可以控制心力衰竭、延长生存时间。其他药物包括血管紧张素转换酶抑制剂、利尿药、洋地黄类药物和扩张血管药物。但本病易发生洋地黄中毒,故应慎重使用。

3.抗栓治疗

本病易发生附壁血栓,对于合并心房颤动、深静脉血栓等有栓塞性疾病风险的患者,预防性口服阿司匹林;已经出现附壁血栓或发生血栓栓塞的患者,需长期口服华法林抗凝,保持国际标准化凝血酶原时间比值在2～2.5。

4.心脏再同步化治疗

通过双心室起搏同步刺激左、右心室,调整左、右心室收缩程序,达到心脏收缩同步化,对改善心脏功能有一定疗效。需满足以下条件:左室射血分数<35%,心功能NYHAⅢ～Ⅳ级,QRS增宽超过120毫秒,左、右心室收缩不同步。

5.植入性心脏电复律除颤器

对于有严重的、危及生命的心律失常,药物治疗不能控制,LVEF<30%,伴轻至中度心力衰竭症状、预期临床预后尚好的患者可选择植入性心脏电复律除颤器预防猝死。

6.其他治疗

中药黄芪、生脉散和牛磺酸等具有一定的抗病毒、调节免疫、改善心功能作用,可作为辅助治疗手段。此外,还可考虑左心机械辅助循环、左室成形术、心脏移植等。

### (五)护理评估

**1.病史评估**

详细询问患者起病情况,了解有无感染、过度劳累、情绪激动等诱因;了解患者心律失常的类型,评估发生栓塞和猝死的风险;了解患者既往健康状况,评估有无其他心血管疾病,如冠心病、风湿性心脏病等。

**2.身体状况**

观察生命体征及意识状况,注意监测心律、心率、血压等变化。心脏扩大:听诊时常可闻及第三或第四心音,心率快时呈奔马律。肥厚性心肌病患者评估有无头晕、黑矇、心悸、胸痛、劳力性呼吸困难,了解肥厚梗阻情况,评估猝死的风险。

**3.心理-社会状况评估**

了解患者有无情绪低落、烦躁、焦虑、恐惧、绝望等心理。

### (六)护理诊断

**1.心排血量减少**

心排血量减少与心功能不全有关。

**2.气体交换受损**

气体交换受损与充血性心力衰竭、肺水肿有关。

**3.焦虑**

焦虑与病程长、疗效差、病情逐渐加重有关。

**4.潜在并发症**

潜在并发症有栓塞等。

### (七)护理目标

(1)能维持良好的气体交换状态,活动后呼吸困难减轻或消失。

(2)胸痛减轻或消失。

(3)活动耐力逐渐增加。

(4)情绪稳定,焦虑程度减轻或消失。

### (八)护理措施

**1.一般护理**

在急性期保证患者充足睡眠、休息,限制探视,促进躯体和心理恢复。随着病情好转,逐渐增加活动量,尽量满足生活需要。给予清淡、营养、易消化、低盐食物。防止辛辣、刺激性食物和饮料摄入,戒烟、戒酒。

2.病情观察

监测血压及血流动力学参数变化,注意有无咳嗽加剧、气促明显等心力衰竭发作先兆及心排血量降低的早期表现,应随时观察有无偏瘫、失语、血尿、胸痛、咯血等症状,如有异常,马上报告医师,及时做出处理。

3.对症护理

气促时需吸氧,保持鼻导管通畅。抬高床头 30°～60°,采用半坐位或端坐位利于呼吸。指导患者有效呼吸技巧,如腹式呼吸等。

4.用药护理

遵医嘱给予洋地黄类药物,药量要准确,密切观察有无洋地黄类药物毒性反应;控制输液量及静脉输液速度,记录出水量;使用抗心律失常药时,要加强巡视,观察生命体征,必要时给予心电监护。

5.心理护理

患者出现呼吸困难、胸闷不适时,守护在患者身旁,给予安全感;耐心解答患者提出的问题,进行健康教育;与患者和家属建立融洽关系,避免精神刺激,护理操作细致、有耐心;尽量减少外界压力刺激、创造轻松和谐的气氛。

6.健康宣教

(1)指导患者合理安排休息与活动:应限制活动,督促其卧床休息。因休息可使轻度心力衰竭缓解,重度心力衰竭减轻。待心力衰竭控制后,仍需限制患者的活动量,使心脏大小恢复至正常。

(2)合理饮食:宜给予低盐、高维生素及纤维食物,少量多餐,避免食用高热量及刺激性食物。防止因饮食不当造成水和钠潴留、心肌耗氧量增加、便秘等,导致心脏负荷增加。

(3)避免诱因:向患者及家属讲解预防感染的知识,如定时开窗通风,洗手;避免劳累、酒精中毒及其他毒素对心肌的损害。

(4)坚持药物治疗:注意洋地黄类和抗心律失常等药物的毒性反应,并定期复查,以便随时调整药物剂量。

(5)密切观察病情变化:症状加重时应立即就医。

(九)护理评价

(1)活动后呼吸困难症状减轻或消失。

(2)心前区疼痛发作的次数减少或已消失,发作时疼痛程度减轻。

（3）乏力和活动后心悸、气促症状减轻或消失，心律和心率恢复正常。

（4）情绪稳定，烦躁不安或悲伤失望心理减轻。

## 二、肥厚型心肌病

肥厚型心肌病是以心肌非对称肥厚、心室腔变小为特征，左心室舒张顺应性下降、心室血液充盈受限为基本病变的心肌病。

### （一）病因与病理

1.病因

（1）遗传。

（2）内分泌异常。

2.病理

肥厚型心肌病主要是左心室形态学的改变，不均匀的室间隔肥厚，心尖、心室中部肥厚，使心腔变小，相对血流不足，细胞肥大，形态特异，排列紊乱。

### （二）临床表现

主要症状为心悸、胸痛、劳力性呼吸困难，伴流出道梗阻者可在起立或运动时出现眩晕、晕厥，甚至猝死。约 1/3 患者有明显家族史，部分患者可无症状。主要体征为心脏轻度增大，有流出道梗阻者可闻及以下杂音。

（1）胸骨左缘第 3～4 肋间粗糙的喷射性收缩期杂音。降低心肌收缩力、增加左心室容量可使杂音减轻，如应用 β 受体阻滞剂、取下蹲位等，相反则可使杂音增强，如应用硝酸酯类药物、强心药物或取站立位等。

（2）心尖部收缩期杂音。因血流通过狭窄的流出道而产生漏斗效应，将二尖瓣引向室间隔，导致流出道狭窄加重、二尖瓣关闭不全。

### （三）辅助检查

1.胸部 X 线检查

可无明显异常，如有心力衰竭，心影可明显增大。

2.心电图检查

最常见的表现为左心室肥大，胸前导联出现巨大倒置 T 波。侧壁及下壁导联可出现深而不宽的病理性 Q 波，而室内阻滞及期前收缩也较为常见。心尖肥厚型心肌病特征性心电图发生改变：①左心室高电压伴左胸导联 ST 段压低。②胸前导联出现以 $V_3$、$V_4$ 导联为中心的 T 波深倒。

3.超声心动图检查

临床主要的诊断手段。特征性表现为室间隔的非对称性肥厚，舒张期室间隔与左心室后壁的厚度比≥1.3；可有间隔运动低下、舒张功能障碍等。伴流出道梗阻的患者可见 SAM 现象，即收缩期二尖瓣前叶前移。

4.磁共振心肌显像

心室壁肥厚和室腔变窄，对特殊部位及对称性肥厚更具诊断价值。

5.心导管检查和心血管造影

左心室舒张末期压上升，梗阻部位前后存在收缩期压差，心室造影可见香蕉状、犬舌状、纺锤状。冠脉造影多无异常。

6.心内膜心肌活检

心肌细胞畸形肥大，排列紊乱。

7.相关基因检测

已证实 7 个基因型、70 余种突变与肥厚型心肌病有关。

**(四)治疗**

尽可能逆转肥厚的心肌，改善左心室舒张功能，防止心动过速及维持正常窦性心律，减轻左心室流出道梗阻，预防猝死，提高生存率。

1.一般治疗

避免剧烈运动、持重或屏气，以减少猝死的发生。

2.药物治疗

主张应用 β 受体阻滞剂及钙通道阻滞剂。应避免使用增强心肌收缩力、减少容量负荷的药物，如洋地黄、硝酸酯类制剂等。

3.其他治疗

重症患者可植入双腔 DDD 型起搏器、消融或切除肥厚的室间隔心肌。

**(五)护理诊断**

1.气体交换受损

气体交换受损与心力衰竭有关。

2.活动无耐力

活动无耐力与心力衰竭、心律失常有关。

3.体液过多

体液过多与心力衰竭引起水、钠潴留有关。

4.舒适的改变(心绞痛)

心绞痛与肥厚心肌耗氧量增加，而冠脉供血相对不足有关。

5.潜在并发症

感染、栓塞、心律失常、猝死。

**(六)护理目标**

(1)患者呼吸困难明显改善,发绀消失。

(2)能说出限制最大活动量的指征,遵循活动计划,主诉活动耐力增加。

(3)水肿、腹水减轻或消失。

(4)患者主诉心绞痛发作次数减少、患者能运用有效方法缓解心绞痛。

(5)患者焦虑情绪缓解。

(6)患者未发生相关并发症,或并发症发生后能得到及时治疗与处理。

**(七)护理措施**

**1.心理护理**

(1)对患者多关心体贴,给予鼓励和安慰,帮助其消除悲观情绪,增强治疗信心。

(2)β受体阻滞剂容易引起抑郁,应注意患者的心理状态。

(3)注意保持休息环境安静、整洁和舒适,避免不良刺激。

(4)对失眠者酌情给予镇静药物。

(5)教会患者自我放松的方法。

(6)鼓励患者家属和朋友给予患者关心和支持。

**2.休息与活动**

(1)根据患者心功能评估其活动的耐受水平,并制订活动计划。

(2)无明显症状的早期患者,可从事轻体力工作,避免紧张劳累。

(3)心力衰竭患者经药物治疗症状缓解后可轻微活动。

(4)合并严重心力衰竭、心律失常及阵发性晕厥的患者应绝对卧床休息。

(5)长期卧床及水肿患者应注意皮肤护理,预防压疮。

**3.饮食**

(1)进食低脂、高蛋白和高维生素的易消化食物,忌刺激性食物。

(2)对心功能不全者应予低盐饮食。

(3)每餐不宜过饱。

(4)应戒除烟酒。

(5)同时耐心向患者讲解饮食治疗的重要性,以取得患者配合。

**4.病情观察**

(1)观察患者有无心慌、气促等症状。

(2)密切观察生命体征,尤其是血压、心率及心律。

(3)心功能不全、水肿、使用利尿剂患者注意对出入量和电解质的观察。

(4)使用洋地黄者,密切注意洋地黄毒性反应,如恶心、呕吐,黄视、绿视及室性期前收缩和房室传导阻滞等心律失常情况。

(5)了解大便情况,保持大便通畅。

5.吸氧护理

(1)呼吸困难者取半卧位,予以持续吸氧,氧流量视病情酌情调节。

(2)应每天清洁鼻腔和鼻导管,每天更换湿化液,每周更换鼻导管。

(3)注意观察用氧效果,必要时做血液气体分析。

6.健康宣教

(1)饮食:宜低盐、高蛋白、高维生素、含粗纤维多的食物;避免高热量和刺激性食物,忌烟酒,不宜过饱。

(2)活动:根据心功能情况,适当活动。避免劳累、剧烈活动、情绪激动、突然用力或提取重物,有晕厥史者避免独自外出活动。

(3)防感染:保持室内空气流通、防寒保暖,预防感冒。

(4)复查:坚持药物治疗,定期复查,以便随时调整药物剂量。有病情变化,症状加重时立即就医。

7.并发症的处理及护理

(1)感染:临床表现如下。①肺部感染:发热、咳嗽、咳痰;②感染性心内膜炎:发热、心脏杂音、动脉栓塞、脾大、贫血,周围体征,如瘀点、指(趾)甲下线状出血、Roth 斑、Osler 结节、Janeways 结节。

处理方法如下:①静脉滴注抗生素;②肺部感染应定时翻身、叩背,促进排痰;③感染性心内膜炎宜及时进行手术治疗。

(2)栓塞:临床表现如下。①脑栓塞:偏瘫、失语;②肺栓塞:胸痛、咯血;③肾栓塞:腰痛、血尿。④下肢动脉栓塞:足背动脉搏动减弱或消失。

处理方法如下:①遵医嘱给予抗凝治疗;②指导患者正确服药;③观察疗效和不良反应。

(3)心律失常:临床表现为患者诉心悸不适,乏力、头昏。心电图示:室性期前收缩、房室传导阻滞、心动过缓等。

处理方法如下:①洋地黄中毒者,及时停用;②用β受体阻滞剂和钙通道阻滞剂时,有心动过缓,应减量或停用;③高度房室传导阻滞时,安置心脏起搏器。

(4)猝死:临床表现为突然站立或劳累后晕厥。

处理方法如下：①猝死发生时行心肺复苏等抢救措施；②发生心室纤颤，立即电除颤；③快速性室上速必要时电转复律。

# 第三节 心力衰竭

心力衰竭指由于心脏的收缩功能和/或舒张功能发生障碍，不能将静脉回心血量充分排出心脏，导致静脉系统血液淤积，动脉系统血液灌注不足，从而引起心脏循环障碍，表现为肺淤血、腔静脉淤血。心力衰竭并不是一个独立的疾病，而是心脏疾病发展的终末阶段。

## 一、急性心力衰竭

急性心力衰竭是发生在原发性心脏病或非心脏病基础上的急性血流动力学异常，导致以急性肺水肿、心源性休克为主要表现的临床综合征。急性左心衰竭多见，且通常危及患者生命，必须紧急实施抢救和治疗。

### (一)病因

**1.急性左心衰竭**

慢性心力衰竭急性失代偿、急性冠脉综合征、高血压急症、急性心瓣膜功能障碍、急性重症心肌炎、围生期心肌病和严重心律失常。

**2.急性右心衰竭**

右心室梗死、急性大面积肺栓塞、右心瓣膜病。

**3.非心源性急性心力衰竭**

高心排血量综合征、严重肾脏疾病、严重肺动脉高压等。

### (二)临床表现

**1.急性左心衰竭**

(1)早期表现：原来心功能正常的患者出现原因不明的疲乏或运动耐力明显减低及心率增加 15～20 次/分，可能是左心功能降低的最早期征兆。继续发展可出现劳力性呼吸困难、夜间阵发性呼吸困难、睡觉需用枕头抬高头部等症状；检查可发现左心室增大、闻及舒张早期或中期奔马律、$P_2$亢进、两肺尤其肺底部有湿啰音，还可有干湿啰音和哮鸣音，提示已有左心功能障碍。

(2)急性肺水肿:起病急骤,病情可迅速发展至危重状态。突发的严重呼吸困难、端坐呼吸、喘息不止、烦躁不安并有恐惧感,呼吸频率可达 30～50 次/分;频繁咳嗽并咯出大量粉红色泡沫样血痰;听诊心率快,心尖部常可闻及奔马律;两肺满布湿啰音和哮鸣音。

(3)心源性休克:①持续低血压;②组织低灌注状态;③血流动力学障碍;④低氧血症和代谢性酸中毒。

2.急性右心衰竭

(1)右心室梗死伴急性右心衰竭:可出现低血压、颈静脉显著充盈和肺部呼吸音清晰的三联症。

(2)急性大块肺栓塞伴急性右心衰竭:典型表现为突发呼吸困难、剧烈胸痛、有濒死感,还有咳嗽、咯血、明显发绀、皮肤湿冷、休克和晕厥,伴颈静脉怒张、肝大、肺梗死区呼吸音减弱、肺动脉瓣区杂音。如有导致本病的基础病因及诱因,出现不明原因的发作性呼吸困难、发绀、休克,无心肺疾病史而突发的明显右心负荷过重和心力衰竭,都应考虑肺栓塞。

(3)右侧心瓣膜病伴急性右心衰竭:主要为右心衰竭的临床表现,有颈静脉充盈、下肢水肿、肝脏淤血等。

**(三)辅助检查**

1.实验室检查

实验室检查包括血常规和血生化检查,如电解质、肝功能、血糖、血脂、尿常规、便常规。

2.胸部 X 线检查

可显示肺淤血的程度和肺水肿,如出现肺门血管影模糊、蝶形肺门,甚至弥漫性肺内大片阴影等。还可根据心影增大及其形态改变,评估基础的或伴发的心脏和/或肺部疾病及气胸等。

3.超声心动图检查

可用以了解心脏的结构和功能、心瓣膜状况、是否存在心包病变、急性心肌梗死的机械并发症及室壁运动失调;可测定左心室射血分数,监测急性心力衰竭时的心脏收缩/舒张功能相关的数据。超声多普勒成像可间接测量肺动脉压、左心室和右心室充盈压等。

4.心电图检查

可了解心率、心脏节律、传导及有无心肌缺血性改变、急性心肌梗死、陈旧性心肌梗死的病理性 Q 波等。还可检测出心肌肥厚、心房或心室扩大、束支传导阻滞、心律失常的类型及其严重程度如各种房性或室性心律失常(房颤、房扑伴快速性心室率、室速)、Q-T间期延长等。

**(四)护理措施**

1.一般护理

(1)体位:立即协助患者取坐位,双腿下垂,以减少静脉回流,减轻心脏负荷。患者常烦躁不安,需注意安全,防止跌倒、坠床。

(2)吸氧:通过氧疗将血氧饱和度维持在95%以上的水平,以防出现脏器功能障碍甚至多器官功能衰竭。立即给予高流量吸氧6~8 L/min,病情严重者给予面罩给氧或采用无创机械通气。

(3)心理护理:向患者解释恐惧对心脏的不利影响,尽量减轻患者的紧张不安情绪。医护人员在抢救时必须保持镇静,操作熟练,使患者产生安全感。

2.饮食护理

急性心力衰竭期暂时禁食,病情好转并稳定后进食低盐、清淡食物。

3.用药护理

迅速开放两条静脉通道,遵医嘱正确使用药物,观察疗效和不良反应。

(1)吗啡:是治疗急性心力衰竭极为有效的药物。吗啡通过抑制中枢性交感神经,反射性降低外周静脉和小动脉张力,减轻心脏前负荷;降低呼吸中枢和咳嗽中枢兴奋性,减慢呼吸,止咳,松弛支气管平滑肌,改善通气功能;中枢镇静作用能减轻或消除焦虑、紧张、恐惧等反应。

(2)利尿剂:强效袢利尿剂可大量迅速利尿,降低心脏容量负荷,缓解肺淤血。

(3)血管扩张剂:可选用硝普钠、硝酸甘油或酚妥拉明静脉滴注。

(4)正性肌力药物:减轻低灌注所致的症状,保证重要脏器的血供。急性心肌梗死24小时内的患者,不宜用洋地黄类药物。

(5)氨茶碱:缓慢静脉注射,可缓解支气管痉挛,并具有一定的正性肌力及扩血管、利尿作用。适用于支气管痉挛的患者。

4.病情观察

(1)密切观察病情变化,及时记录血压、心率、呼吸、血氧饱和度、血气分析、电解质的情况,观察患者意识、精神状态,皮肤颜色、温度和湿度,双肺啰音和哮鸣音变化及尿量变化。

(2)心源性休克、血流动力学障碍的严重冠心病(急性心肌梗死和合并机械并发症)、顽固性肺水肿者,可给予主动脉内球囊反搏治疗,改善心肌灌注且同时降低心肌耗氧量,增加搏出量。

(3)病情危重,伴随发生Ⅰ型或Ⅱ型呼吸衰竭者,可给予机械通气治疗,维持血氧饱和度在95%～98%。

## 二、慢性心力衰竭

慢性心力衰竭是不同病因引起器质性心脏病的临床综合征,是临床常见的危重症。

### (一)病因

在我国,过去引起慢性心力衰竭的病因主要为瓣膜病,尤其以风湿性心瓣膜病居首,但近年来,冠心病、高血压病、心肌病的比例明显增高。导致慢性心力衰竭的主要病因如下。

#### 1.原发性心肌损害

原发性心肌损害可见于节段性或弥散性心肌损害,如心肌梗死、心肌炎、心肌病、结缔组织疾病的心肌损害等。亦可见于原发或继发的心肌代谢障碍,如糖尿病等。

#### 2.心室负荷过重

心室负荷过重包括心室前负荷和后负荷过重。前负荷指容量负荷,临床可见于以下疾病。

(1)心瓣膜反流性疾病,如二尖瓣、三尖瓣、主动脉瓣关闭不全等。

(2)心内外分流性疾病,如房间隔和室间隔缺损、动脉导管未闭等。

(3)全身性血容量增多,如甲状腺功能亢进、慢性贫血、动静脉瘘、脚气病等。后负荷过重即压力负荷过重,见于高血压、肺动脉高压、主动脉瓣狭窄等。

### (二)临床表现

#### 1.左心衰竭

左心衰竭主要临床症状出现的病理基础为肺循环淤血和心排血量降低。肺循环淤血的主要症状为呼吸困难,低心排血量的主要症状为外周脏器组织灌注不足的综合表现。

(1)症状:表现如下。①呼吸困难:是左心衰竭最早出现的症状。开始多在较重体力活动时出现,休息后可缓解。随着病情的进展,肺淤血日渐加重,呼吸困难症状可在较轻体力活动时即出现,并可出现夜间阵发性呼吸困难,此为左心衰竭的典型表现。严重时,患者可出现端坐呼吸,采取的坐位越高说明左心衰竭的程度越重。②咳嗽、咳痰、咯血:咳嗽亦为左心衰竭的早期症状,常在夜间发生并伴有呼吸困难。咳嗽常伴咳白色泡沫状浆液性痰。严重时亦可出现痰中带血丝或咯粉红色泡沫痰。③低心排量症状：可有乏力、头晕、失眠、尿少、发绀、心悸等，其主要是由心、脑、肾等脏器组织灌注不足所致。

（2）体征：多数左心衰竭患者左心室可增大，心率加快，两肺底可闻及湿啰音，有时伴有哮鸣音。湿啰音分布位置可随体位改变而改变。血压一般正常，有时脉压减小。

**2.右心衰竭**

右心衰竭的主要临床症状出现的病理基础由体循环静脉淤血所致。

（1）症状：由于多脏器淤血，常见的症状为上腹胀满、食欲缺乏、恶心、呕吐、水肿、尿少等。

（2）体征：主要包括以下几点。①颈静脉怒张：显示体循环静脉压增高，当压迫腹部肿大的肝脏时，可出现颈静脉怒张更明显，称为肝颈反流征阳性；②肝大及压痛：肝大常发生于下肢水肿之前，长期肝内淤血可导致心源性肝硬化；③水肿：是右心衰竭较晚期的表现，符合心源性水肿特点，水肿首先出现在身体下垂的部位，能起床活动的患者，水肿从双下肢开始，卧床的患者从腰骶部开始；严重右心衰竭者可呈现全身水肿，并伴有胸腔积液、腹水；④右心室增大或全心增大：心浊音界向两侧扩大，剑突下可见明显搏动。

**3.全心衰竭的临床特点**

心力衰竭早期常是一侧性的，临床多见先为左心衰竭，继而发展波及右心室，导致右心衰竭，从而出现全心衰竭。此时左心衰竭、右心衰竭的临床表现可同时存在，亦可以某一侧心力衰竭表现为主。当有右心衰竭的存在常可使左心衰竭肺淤血的临床表现得到缓解或减轻。

**（三）辅助检查**

**1.X 线检查**

左心衰竭患者除原有心脏病引起的心外形改变外，主要为肺门阴影增大、肺纹理增加等肺淤血表现。右心衰竭患者则常见右心室增大，心影向两侧扩大，还可见到胸腔积液。

**2.超声心动图检查**

临床已广泛应用超声心动图检查测定左心室的收缩功能，如左心室射血分数和舒张功能。对诊断和评估心脏功能有重要价值。

**3.放射性核素检查**

放射性核素心血池显影对评价心脏收缩功能有价值。

4.血浆脑钠素（BNP）检查

BNP＞80 ρg/mL,可提示有心力衰竭的存在。研究证实,BNP增高的幅度与心力衰竭的严重程度成正比。

5.创伤性血流动力学检查

可应用右心导管或肺动脉漂浮导管（Swan-Ganz导管）直接测量肺毛细血管楔压、心排血量、中心静脉压。

**(四)护理措施**

1.一般护理

(1)执行内科一般护理常规。

(2)卧位与休息:根据心功能分级安排活动量。①心功能Ⅰ级:不限制一般体力活动,适当增加体育锻炼,但应避免剧烈运动;②心功能Ⅱ级:适当限制体力活动,增加午睡时间,不影响轻体力劳动或家务劳动;③心功能Ⅲ级:严格限制一般体力活动,以卧床休息为主,但应鼓励患者日常生活自理或在协助下自理;④心功能Ⅳ级:绝对卧床休息,日常生活由他人照顾。失代偿者卧床期间,鼓励患者多做主动或被动运动,预防深静脉血栓形成。

慢性心力衰竭患者,6分钟步行试验也可作为制订个体运动量的重要依据。患者在活动过程中如出现呼吸困难、胸痛、心悸、头晕、疲劳、大汗、面色苍白、低血压等情况时应停止活动。如患者经休息后症状仍持续不缓解,应及时通知医师。

(3)注意保暖,保持呼吸道通畅,防止呼吸道感染。

(4)保持大便通畅:心力衰竭患者由于进食少、肠道淤血、长期卧床等原因使肠蠕动减慢及排便方式改变,常出现便秘。用力排便可增加心脏负荷,所以应保持大便通畅,饮食中需增加含粗纤维丰富的食物,必要时给予缓泻剂。

2.饮食护理

(1)限钠:轻度心力衰竭患者钠摄入量控制在2～3 g/d,中至重度心力衰竭患者＜2 g/d。应用强效利尿剂患者限钠不必过严,避免发生低钠血症。

(2)限水:总液体摄入量每天1 500～2 000 mL为宜。重度心力衰竭合并低钠血症者应严格限制水摄入量。

(3)营养与饮食:低脂饮食,肥胖者应减轻体重,戒烟限酒。严重心力衰竭伴明显消瘦者,应给予营养支持。

3.用药护理

(1)利尿剂:通过抑制肾小管特定部位钠或氯的重吸收,遏制心力衰竭时钠潴留,减少静脉回流和降低前负荷,从而减轻肺淤血、腹水、外周水肿和体重,提高运动耐量。

(2)洋地黄类药物:洋地黄可增强心肌收缩力,抑制心脏传导系统,对迷走神经系统的直接兴奋作用是洋地黄的一个独特优点,可对抗心力衰竭时交感神经兴奋的不利影响。

洋地黄中毒的临床表现:①心脏毒性反应,洋地黄中毒最重要的反应是各类心律失常,最常见为室性期前收缩。②胃肠道反应,通常为洋地黄中毒的最早期表现,表现为食欲缺乏、恶心、呕吐、腹泻。③神经系统症状,头晕、头痛、意识改变、黄视、绿视等。

洋地黄中毒的预防:①服药前,监测心率、心律变化,当脉搏<60 次/分或节律不规则时应暂停用药并通知医师。②严格按医嘱给药,注意洋地黄用药的个体差异,必要时监测血清地高辛浓度。③用毛花苷 C 或毒毛花苷 K 时,必须稀释后缓慢(10～15 分钟)静脉给药,并同时监测心率、心律及心电图变化。

洋地黄中毒的处理:①立即停用洋地黄是关键。②有低钾、低镁者遵医嘱补充钠盐和镁盐,同时停用排钾利尿剂。③纠正心律失常,快速性室性心律失常可应用利多卡因缓慢静脉推注;心率过缓可应用阿托品 0.5～1 mg 静脉注射,伴发血流动力学障碍者可安置临时起搏器。

(3)正性肌力药物:肾上腺素能受体兴奋剂如多巴胺较小剂量使用能增强心肌收缩力,扩张血管,特别是肾小动脉扩张,而心率加快不明显,有利于心力衰竭的治疗。

(4)血管紧张素转换酶抑制剂:血管紧张素转换酶抑制剂是目前治疗慢性心力衰竭的首选用药。其主要作用机制一方面是抑制肾素-血管紧张素系统,达到扩张血管、抑制交感神经兴奋性的作用,更重要的是在改善和延缓心室重塑中起关键作用,从而维护心肌功能、延缓心力衰竭进展、降低远期病死率。

(5)β受体阻滞剂:所有慢性心力衰竭 NYHA Ⅱ、Ⅲ 级病情稳定患者应尽早开始应用β受体阻滞剂,需终身使用,除非有禁忌证或不能耐受;NYHA Ⅳ 级心力衰竭患者需待病情稳定后,在严密监护下应用。禁用于支气管痉挛性疾病、心动过缓(心率<60 次/分)、二度及以上房室传导阻滞患者。用药期间应观察患者心率、心律,如心率<55 次/分,或伴有眩晕等症状,出现二度、三度房室传导阻滞应及时通知医师,给予减量。

4.病情观察

(1)监测体重,每天在同一时间、着同类服装、用同一体重计测量体重,时间安排在患者晨起排尿后、早餐前为宜,以观察水肿的变化情况。

(2)准确记录 24 小时液体出入量,如患者尿少,应严格限制入水量,每天静脉补液量<800 mL,尿量>800 mL。尿量<30 mL/h,应立即通知医师给予处理。有腹水者应每天测量腹围。

(3)监测电解质水平,评估患者有无低钠血症。心力衰竭患者血钠<135 mmol/L时饮食中不必过分限盐;血钠<130 mmol/L 时应通过饮食适当补充钠盐,如加食榨菜;血钠<120 mmol/L 时需要静脉补充氯化钠,10%氯化钠注射液 50～80 mL/d通过微量泵 3～10 mL/h 静脉注入,低血钠纠正后停用。

# 第四节　急性心肌梗死

心肌梗死是心肌长时间缺血导致的心肌细胞死亡,其中急性心肌梗死是由冠状动脉急性、持续性缺血缺氧引起的心肌坏死。急性心肌梗死临床表现为持久的胸骨后剧烈疼痛、发热、白细胞计数和血清心肌酶升高、心电图进行性改变,可发生心律失常、休克或心力衰竭,属急性冠脉综合征的严重类型。

## 一、病因

### (一)基本病因

冠状动脉粥样硬化造成血管管腔严重狭窄和心肌血供不足,而侧支循环未充分建立。一旦血供进一步急剧减少或中断,使心肌严重而持久地急性缺血达20～30 分钟及以上,即可发生急性心肌梗死。

### (二)诱因

(1)剧烈体力劳动、精神紧张或情绪激动最为多见。

(2)其次为饱餐、上呼吸道感染或其他感染、用力大便或心动过速。

(3)少数为手术大出血或其他原因引起的低血压、休克等。气候寒冷、气温变化大亦可诱发。

## 二、临床表现

### (一)先兆

有 50%～81.2%的患者在起病前数天至数周有乏力、胸部不适、活动时心悸、气急、烦躁、心绞痛等前驱症状。

### (二)症状

**1.疼痛**

疼痛为最早出现的最突出的症状,少数急性心肌梗死患者可无疼痛,一开始即表现为休克或急性心力衰竭。

**2.全身症状**

一般在疼痛发生后 24~28 小时出现,表现为发热、心动过速、白细胞计数升高和血沉增快等。

**3.胃肠道症状**

疼痛剧烈时常伴有恶心、呕吐、上腹胀痛等。

**4.心律失常**

24 小时内最多见,以室性心律失常多见,下壁梗死易发生房室传导阻滞。

**5.低血压和休克**

多在起病后数小时至 1 周内发生。

**6.心力衰竭**

主要为急性左心功能不全。

### (三)体征

心尖部第一心音减弱,几乎所有患者血压都会降低。

## 三、辅助检查

### (一)心电图检查

ST 段呈弓背向上明显抬高、T 波倒置及异常深而宽的 Q 波。

### (二)超声心动图检查

了解心室各壁的运动情况,评估心室梗死面积,测量心功能,诊断室壁瘤和乳头肌功能不全。

### (三)实验室检查

血清心肌酶升高,血清肌钙蛋白和肌酸激酶同工酶特异性升高。

## 四、治疗

### (一)一般治疗

(1)急性期需卧床 1 周。

(2)持续吸氧 2～3 天。

(3)入冠心病监护室行心电图、血压、呼吸等监测 3～5 天。

**(二)解除疼痛**

常用药有哌替啶、吗啡、硝酸甘油或硝酸异山梨醇酯。

**(三)溶栓疗法和经皮腔内冠状动脉成形术**

可再灌注心肌。

**(四)药物治疗**

使用硝酸酯类药物、抗血小板药和抗凝药等。

**五、护理措施**

**(一)一般护理**

1.休息与活动

急性期卧床休息 12 小时,保持环境安静,减少探视,协助患者进食、洗漱及大小便。如无并发症,24 小时后在床上进行肢体活动,第 3 天室内走动,第 4～5 天逐渐增加活动量,以不感到疲劳为限。有并发症者可适当延长卧床时间。

2.饮食

进食低盐、低脂、低胆固醇、易消化的食物,少量多餐,不宜过饱,禁烟、酒,避免饮浓茶、咖啡及进食过冷、过热或辛辣刺激性食物。

3.保持大便通畅

急性心肌梗死患者由于卧床休息、进食少、使用吗啡等药物可导致便秘,而排便用力易诱发心力衰竭、肺梗死甚至心脏骤停。

**(二)病情观察**

进行心电、血压监测 3～5 天,严密监测患者脉搏、心率、心律、血压及血流动力学改变,及时发现心律失常、休克、心力衰竭等并发症的早期症状,备好各种急救药品和设备。

**(三)疼痛护理**

应及早采取有效的镇痛措施,应用哌替啶等镇痛药,吸氧,应用硝酸酯类药物。

**(四)溶栓治疗的护理**

溶栓前询问患者有无活动性出血、消化性溃疡、脑血管病、近期手术、外伤史等溶栓禁忌证;检查血小板、出凝血时间和血型,配血,准确配制并输注溶栓药物;用药后询问胸痛有无缓解,监测心肌酶、心电图及出凝血时间,以判断溶栓效果;观察皮肤、黏膜及内脏有无出血。

**(五)心理护理**

急性心肌梗死患者常有焦虑、抑郁、恐惧心理。当患者胸痛发作时,护士应尽量陪伴在患者身边,给予有效的心理支持,介绍治疗方法,解释不良情绪对疾病的负面影响,指导其保持情绪稳定,积极配合治疗。

# 第四章  呼吸内科护理

## 第一节  慢性阻塞性肺疾病

慢性阻塞性肺疾病(chronic obstructive pulmonary disease,COPD)是一种以气流受限为特征的肺部疾病,气流受限不完全可逆,呈进行性进展,但是可以预防和治疗。COPD主要累及肺部,但也可以引起全身各器官的损害。

### 一、病因

慢性阻塞性肺疾病的确切病因不清楚,一般认为与慢性支气管炎和阻塞性肺气肿发生有关的因素都可能参与慢性阻塞性肺疾病的发病。已经发现的危险因素大致可以分为外因(环境因素)与内因(个体易患因素)两类。

#### (一)外因

外因包括吸烟、粉尘和化学物质的吸入,以及空气污染、呼吸道感染等。

#### (二)内因

内因包括遗传因素、气道反应性增高,以及在怀孕期、新生儿期、婴儿期或儿童期由于各种原因导致肺发育或生长不良的个体。

### 二、临床表现

#### (一)症状

1.慢性咳嗽

慢性咳嗽常为最早出现的症状,常晨间咳嗽明显,夜间有阵咳或排痰。随病情发展,咳嗽可终身不愈。当气道严重阻塞,通常仅有呼吸困难而不表现出咳嗽。

**2.咳痰**

一般为白色黏液或浆液性泡沫痰,偶可带血丝,清晨排痰较多。急性发作期痰量增多,可有脓性痰。

**3.气短或呼吸困难**

慢性阻塞性肺疾病的主要症状,早期在劳力时出现,后逐渐加重,以致在日常生活甚至休息时也感到气短,是 COPD 的标志性症状。但由于个体差异,部分患者可耐受。

**4.喘息和胸闷**

部分患者特别是重度患者在急性加重时出现。

**5.其他**

晚期患者有体重下降、食欲缺乏等症状。

**(二)体征**

**1.视诊**

胸廓前后径增大、肋间隙增宽、剑突下胸骨下角增宽,称为桶状胸。部分患者呼吸变浅、频率增快,严重者可有缩唇呼吸等。

**2.触诊**

双侧语音振颤减弱。

**3.叩诊**

肺部过清音,心浊音界缩小,肺下界和肝浊音界下降。

**4.听诊**

双肺呼吸音减弱,呼气延长,部分患者可闻及湿性啰音和/或干性啰音。

**(三)COPD 病程分期**

COPD 的病程可以根据患者的症状和体征的变化分为以下 2 期。

**1.急性加重期**

急性加重期指在疾病发展过程中,短期内出现咳嗽、咳痰、气短和/或喘息加重、痰量增多,呈脓性或黏液脓性痰,可伴有发热等症状。

**2.稳定期**

稳定期指患者咳嗽、咳痰、气短等症状稳定或较轻的阶段。

**三、辅助检查**

**(一)肺功能检查**

肺功能检查是判断气流受限的客观指标,是慢性阻塞性肺疾病诊断的"金标准"。$FEV_1/FVC$比值是慢性阻塞性肺疾病的一项敏感指标,吸入支气管舒张剂后$(FEV_1/FVC)×100\%<70\%$者,可确定为不完全可逆的气流受限。

### (二)胸部影像学检查

X线检查对确定肺部并发症及与其他疾病相鉴别有重要意义。高分辨率CT(HRCT)对辨别小叶中心型或全小叶型肺气肿及确定肺大疱的大小和数量,有很高的敏感性和特异性,对预计肺大疱切除或外科减容手术等的效果有一定价值。

### (三)血气分析

血气分析异常首先表现为轻、中度低氧血症。随疾病进展,低氧血症逐渐加重至呼吸衰竭水平,并出现高碳酸血症。这对于评估入院患者病情的严重度及下一步的处理至关重要。

### (四)心脏彩超及双下肢静脉超声检查

心脏彩超对于判断患者是否合并肺动脉高压及肺心病有重要意义,双下肢静脉超声主要用于排查患者是否合并有下肢深静脉血栓形成。

### (五)痰病原学检查

感染是引起COPD急性加重的主要诱因,痰病原学检查对于初步了解引起此次加重病原学的种类(痰涂片)及明确为何种病原体(痰培养)感染,指导下一步用药具有重要意义。

### (六)其他相关检查

根据患者病情和临床需要,酌情完善胃食管反流方面的检查,即胃肠动态pH监测+导管和食管括约肌压力测定+导管;酌情完善睡眠监测等。

### 四、护理措施

#### (一)一般护理

(1)执行内科一般护理常规。

(2)卧位与休息:患者取舒适体位,指导患者进行有效咳嗽、咳痰。急性期以休息为主,极重度患者宜采取身体前倾位。

(3)持续氧疗:发生低氧血症者可鼻导管吸氧,流量$1\sim2$ L/min,使患者在静息状态下,$PaO_2>8.0$ kPa(60 mmHg)和/或血氧饱和度升至$90\%$,避免吸氧浓度过高而引起二氧化碳潴留现象,加重呼吸衰竭。

**(二)饮食护理**

结合患者的饮食习惯,给予富含高蛋白、高维生素、高热量及清淡、易消化的食物,补充适宜的水分,避免进食产气食物及饮料,以免腹胀,影响呼吸。

**(三)用药护理**

长期规律吸入糖皮质激素与长效 $\beta_2$ 肾上腺受体激动剂的复合制剂,联合吸入长效胆碱受体拮抗剂是控制 COPD 症状的主要方法。

**1.$\beta_2$ 肾上腺素受体激动剂**

根据起效时间和持续时间的不同分为短效 $\beta_2$ 受体激动剂(维持 4~6 小时)和长效 $\beta_2$ 受体激动剂(维持 10~12 小时)两种,过量或不恰当的使用可能出现严重的不良反应,如骨骼肌震颤、头痛、外周血管舒张及轻微的代谢性心率加速。罕见变态反应包括血管神经性水肿、荨麻疹、支气管痉挛、低血压、虚脱等。

**2.胆碱 M 受体拮抗剂**

根据起效时间和持续时间的不同分为短效胆碱受体拮抗剂与长效胆碱受体拮抗剂两种,其不良反应主要有头痛、恶心、口干、心动过速、心悸、眼部调节障碍、胃肠动力障碍和尿潴留等。老年男性患者应尤其注意前列腺问题。

**3.吸入性糖皮质激素**

吸入性糖皮质激素是目前最强的控制气道炎症药物。激素通过对炎症反应所必需的细胞和分子产生影响而发挥抗感染作用。吸入性糖皮质激素对全身的影响轻微,不良反应主要包括声嘶、溃疡、咽部疼痛不适、舌部和口腔刺激、口干、反射性的咳嗽和口腔假丝酵母(念珠菌)病。通过吸入治疗后清水漱口可减少以上局部不良反应的发生。

**(四)并发症护理**

**1.慢性呼吸衰竭**

严密观察患者缺氧及二氧化碳潴留的症状和体征,遵医嘱予以无创呼吸机辅助通气。协助叩背排痰,雾化吸入保持气道通畅。

**2.自发性气胸**

观察患者突然加重的呼吸困难表现,并伴有明显的缺氧,患侧听诊呼吸音减弱或消失。给予患侧卧位,提高吸氧流量,严密观察生命体征,做好胸腔闭式引流的物品准备。

**(五)病情观察**

(1)监测生命体征及血氧饱和度,注意观察呼吸频率、节律,呼吸困难程度,如出现明显的呼吸困难,辅助呼吸肌活动加强,出现三凹征(胸骨上窝、锁骨上窝、肋间隙吸气时凹陷),呼吸频率持续>30次/分,$PaO_2$<8.0 kPa(60 mmHg)和/或血氧饱和度<90%,应警惕急性呼吸衰竭的发生。

(2)观察缺氧及二氧化碳潴留的症状,如口唇、甲床、皮肤发绀程度,有无球结膜水肿、躁动、夜间失眠而白天嗜睡(昼夜颠倒现象)等慢性呼吸衰竭征象。注意观察意识状态,如出现意识淡漠、肌肉震颤或扑翼样震颤、间歇抽搐、昏睡甚至昏迷等,提示肺性脑病的发生。

(3)观察咳嗽、咳痰症状,痰液的颜色、痰量,有无痰中带血,咳痰难易程度。监测动脉血气分析,水、电解质平衡情况,发现问题及时处理。

**(六)呼吸功能锻炼**

指导恢复期患者进行缩唇呼吸、腹式呼吸、使用吸气助力器呼吸等训练,以增强呼吸肌的肌力和耐力,改善呼吸功能。保持呼吸道通畅,学会有效咳嗽、咳痰,及时咳出气道内的分泌物,观察痰液的性质、量及颜色的变化,做好记录。

# 第二节 肺血栓栓塞症

肺栓塞是指各种栓子阻塞肺动脉系统时所引起的一组以肺循环和呼吸功能障碍为主要临床表现和病理生理特征的临床综合征,当栓子为血栓时称为肺血栓栓塞症。肺血栓栓塞症为肺栓塞最常见的类型。

**一、病因和发病机制**

当血栓从腿部深静脉通过右心至肺动脉时就发生了肺栓塞。基本的病理生理机制是外周静脉血栓形成。其中包含一种或多种因素,包括静脉内血液淤滞、高凝及血管壁损伤。这3种因素被称为Virchow三联征。

**二、临床表现**

肺血栓栓塞症的临床表现均不具备特异性,对诊断的敏感性和特异性都不高。临床病情轻重差异很大,轻的基本无临床表现,重的可以发生休克,甚至发生猝死。相应的临床症状和体征差异也很大,以下叙述比较典型的症状和体征。

**(一)症状**

1.呼吸困难及气促

呼吸困难及气促为肺血栓栓塞症最常见的症状,常于活动后出现或加重,静息时可缓解或减轻。患者有时诉大便后、上楼梯时出现胸部"憋闷",很容易与劳力性"心绞痛"相混淆,尤须注意鉴别。特别要重视仅表现为轻度呼吸困难的患者。

2.胸痛

胸痛可见于大多数肺血栓栓塞症患者,包括胸膜炎性胸痛和心绞痛样疼痛。胸膜炎样胸痛较多见,其特点为深呼吸或咳嗽时疼痛明显加重,它提示应注意有无肺梗死存在。心绞痛样胸痛仅见于少数患者,为胸骨后较剧烈的挤压痛,患者难以忍受,向肩部和胸部放射,酷似心绞痛发作。

3.咯血

咯血见于约1/3的患者,是提示肺梗死的症状,多发生于肺梗死后24小时之内,常为小量咯血,大咯血少见。

4.烦躁不安、惊恐甚至濒死感

烦躁不安、惊恐甚至濒死感见于约半数患者,发生机制不明,可能与胸痛或低氧血症有关。

5.咳嗽

咳嗽见于约1/3的患者,多为干咳,或有少量白痰。

6.晕厥

晕厥可为肺血栓栓塞症的唯一或首发症状,其主要原因是大块肺血栓栓塞阻塞50%以上的肺血管,使心排血量明显减少,引起脑供血不足。

7.腹痛

肺血栓栓塞症患者有时诉腹痛,可能与膈肌受刺激或肠出血有关。偶见诉腰痛者。

各病例可出现以上症状的不同组合。临床上有时出现所谓"肺梗死三联征",即同时出现呼吸困难、胸痛及咯血,但仅见于不足30%的患者。

**(二)体征**

1.呼吸系统体征

呼吸急促最常见;发绀;肺部有时可闻及哮鸣音和/或细湿啰音,肺野偶可闻及血管杂音;合并肺不张和胸腔积液时出现相应的体征。

2.循环系统体征

循环系统体征主要是急性肺动脉高压和右心功能不全的体征及左心心排血量急剧减少的体征。常见窦性心动过速,并可见心律失常,如期前收缩、室上性心动过速、心房扑动和心房纤颤等。胸骨左缘第2~3肋间可有收缩期搏动,可触及肺动脉瓣关闭性振动,半数以上患者可闻及肺动脉瓣区第二心音($P_2$)亢进或分裂,少数患者可闻及收缩期喷射性杂音;颈静脉充盈或异常搏动,存在三尖瓣反流时三尖瓣区可闻收缩期杂音,可闻右心奔马律,并可见肝大、肝颈静脉反流征和下肢水肿等右心衰竭体征。少数患者可有心包摩擦音。病情严重的患者可出现血压下降,甚至休克,通常提示存在大块肺血栓栓塞。

3.其他

可伴发热,多为低热,少数患者有38 ℃以上的高热。可由肺梗死、肺出血、肺不张继发肺部感染等引起,也可由下肢血栓性静脉炎引起。

**(三)深静脉血栓形成的临床表现**

由于绝大多数肺血栓栓塞症的血栓来源于深静脉血栓形成,深静脉血栓形成被认为是肺血栓栓塞症的标志,因此,在怀疑患者患有肺血栓栓塞症时,必须注意是否存在深静脉血栓形成的症状和体征,特别是下肢深静脉血栓形成的症状和体征。可见患肢肿胀、周径增粗、疼痛或压痛、皮肤色素沉着,行走后患肢易疲劳或肿胀加重,特别是两下肢不对称性肿胀应引起重视。应测量双侧下肢的周径来评价其差别。进行大、小腿周径的测量点分别为髌骨上缘以上15 cm处,髌骨下缘以下10 cm处。双侧相差>1 cm即考虑有临床意义。但是,半数以上的下肢深静脉血栓形成患者无自觉症状和明显体征。

**三、辅助检查**

**(一)一般检查项目**

血白细胞计数升高,但一般不超过$15×10^9$/L。血沉增快。血乳酸脱氢酶、血清肌酸磷酸激酶、天冬氨酸氨基转移酶均可升高。以上检查项目对肺血栓栓塞症的诊断均无特异性价值。

**(二)动脉血气分析**

肺血管床阻塞15%以上就可以出现低氧血症,大多数急性肺血栓栓塞症患者$PaO_2$<10.7 kPa(80 mmHg);大多数患者有过度通气表现,造成低碳酸血症,$PaCO_2$下降;肺泡-动脉血氧分压差增大。但部分患者上述检查结果可以正常,

不能据此即排除肺血栓栓塞症的诊断。

### (三)心电图检查

肺血栓栓塞症患者心电图无特异性表现,但如果能结合其他资料进行分析,则对诊断很有价值。

### (四)胸部 X 线检查

约80%的患者可有异常表现。常见异常影像学变化包括区域性肺血管纹理变细、稀疏或消失,肺野透亮度增加,这是较大肺动脉分支被堵塞,血流减少的结果;肺野局部浸润性阴影,常为尖端指向肺门、底面朝向胸膜的楔形阴影,也可呈带状、球状、半球状或不规则阴影,常提示有肺梗死;肺不张或膨胀不全;右下肺动脉干增宽或伴截断征,肺动脉段膨隆;右心室增大;患侧膈抬高,还可见气管和纵隔向患侧移位;约1/3的患者可见胸腔积液征。上述 X 线平片征象都不是特异性的,也可出现于其他疾病;另一方面,部分肺血栓栓塞症患者的胸片可以完全正常。

### (五)超声心动图检查

对多数患者可以发现间接征象,在提示诊断和除外其他心血管疾病方面有重要价值,又是划分次大块栓塞的依据,有助于选择正确的治疗方案;对少数患者可因发现肺动脉近端血栓或右心血栓(直接征象)而确定诊断。

### (六)血浆 $D$-二聚体

$D$-二聚体是交联纤维蛋白在纤溶系统作用下产生的可溶性降解产物,为一个特异性的纤溶过程标记物。在血栓栓塞时因血栓纤维蛋白溶解使其血中浓度升高。$D$-二聚体对急性肺血栓栓塞症诊断的敏感性高达92%~100%;但其特异性较低,仅为40%~43%,手术、肿瘤、炎症、感染、组织坏死及其他多种全身疾病都可使 $D$-二聚体升高。由于 $D$-二聚体对肺血栓栓塞症诊断的敏感性很高而特异性很低,因此,在临床上主要将其用作排除诊断的指标,若其含量<500 $\mu$g/L,可基本除外急性肺血栓栓塞症;而作为确定急性肺血栓栓塞的指标其价值甚小。

### (七)核素肺通气/灌注扫描

核素肺通气/灌注扫描是肺血栓栓塞症的重要诊断方法,简单、安全,对有较严重心肺功能障碍的患者也可以使用。

### (八)CT 检查

CT 检查能够发现段以上肺动脉内的栓子,对段及段以上肺动脉的血栓栓塞症具有确诊价值,其直接征象有肺血管半月形或环形充盈缺损、完全梗阻、轨道征等。间接征象包括肺野楔形密度增高影、条带状的高密度区或盘状肺不张、中心肺动脉扩张及远端血管分支减少或消失、胸腔积液等,没有特异性,对肺血栓栓塞症的诊断只有提示意义。

### (九)MRI检查

MRI检查是一种无创伤性检查技术,对段以上肺动脉内栓子诊断的敏感性和特异性均较高。

### (十)肺动脉造影

肺动脉造影是目前临床诊断肺血栓栓塞症最准确的检查技术,是衡量其他现有的肺血栓栓塞症诊断技术是否准确的参照标准。

## 四、护理措施

### (一)一般护理

(1)执行内科一般护理常规。

(2)肺血栓栓塞症急性期应绝对卧床休息,一般卧床时间应在充分抗凝的前提下卧床2~3周;无明显症状且生活能自理者也应卧床。

(3)床上活动时避免突然坐起,并注意不要过度屈曲下肢。

(4)严禁挤压、按摩患肢,防止血栓脱落,造成再次栓塞。

### (二)饮食护理

给予低脂、清淡、易消化的食物,保持大便通畅,预防便秘。

### (三)用药护理

常用药物包括溶栓药物、抗凝药物、对症治疗药物等。

1.溶栓药物应用护理

(1)密切观察出血征象,如皮肤青紫、穿刺部位出血、血尿、腹部或背部疼痛、严重头痛及意识改变等。

(2)严密监测血压变化,当血压过高时及时通知医师进行适当处理。

(3)建立静脉通路时,避免反复穿刺血管,静脉穿刺部位压迫止血时需加压并延长按压时间。

(4)遵医嘱观察出凝血时间变化。

2.抗凝药物应用护理

(1)使用肝素或低分子肝素前应定时监测基础活化部分凝血酶时间、凝血酶原时间及血常规,使用普通肝素时,应密切观察出血及肝素诱导的血小板减少症,监测血小板计数。

(2)应用华法林时,定期监测国际标准化比率,以调整剂量。主要不良反应是出血,发生出血时可用维生素K拮抗。在应用华法林治疗的前几周还可能引起血管性紫癜,导致皮肤坏死,应密切观察。

3.对症治疗的护理

使用镇静、止痛、止咳等相应的对症治疗措施时,应注意观察疗效和不良反应。

**(四)并发症护理**

1.休克

患者心排血量减少可能出现低血压甚至休克,严密监测生命体征,特别是血压变化,遵医嘱给予静脉输液和使用升压药,记录24小时出入量。

2.右心功能不全

监测患者有无明显气促、食欲缺乏、心悸、腹胀等右心功能不全的症状,积极治疗原发病,控制感染,改善缺氧状况,限制水、钠摄入,并执行肺源性心脏病护理常规。

3.再栓塞

急性期绝对卧床休息,避免下肢过度屈曲,保持大便通畅,避免用力排便,以防下肢血管内压力突然升高,使血栓再次脱落形成新的危及生命的栓塞;恢复期下肢可进行适当的活动或关节的被动活动。观察局部皮肤的颜色变化,测量和比较双侧下肢周径,以差值>1 cm为有临床意义。检查是否存在Homan征阳性(轻轻按压膝关节并屈膝,踝关节急速背曲时出现腘窝部、腓肠肌疼痛),及时发现下肢深静脉血栓形成的征象。大、小腿周径的测量点分别为髌骨上缘以上15 cm处和髌骨下缘以下10 cm处。

**(五)病情观察**

(1)监测患者的生命体征,特别是呼吸、血氧饱和度、动脉血气、心率等情况,根据缺氧程度选择适当给氧方式,严重呼吸困难者给予机械通气。

(2)观察患者意识状态,有无烦躁不安、嗜睡、定向力障碍等,观察呼吸困难、胸痛等临床症状的改善情况。

(3)观察患者有无右心功能不全的表现,如颈静脉怒张、下肢水肿等。

(4)监测患者的心电变化,警惕各类心律失常的出现。

# 第三节 肺 脓 肿

肺脓肿是由多种病因引起的肺组织化脓性病变。早期为化脓性炎症,继而坏死形成脓肿。

## 一、病因和发病机制

### (一)吸入性肺脓肿

常为多种致病菌的混合感染,其中厌氧菌占60%~80%,如消化链球菌、脆弱类杆菌等;其次为需氧菌或兼性厌氧菌,如金黄色葡萄球菌、肺炎链球菌、溶血性链球菌、克雷伯杆菌、大肠埃希菌和铜绿假单胞菌等。

### (二)继发性肺脓肿

多继发于肺部慢性疾病,如支气管扩张、支气管囊肿、肺癌或结核空洞的继发感染。

### (三)血源性肺脓肿

多见于皮肤、骨髓、腹腔或盆腔感染引起的脓毒血症,细菌或脓毒性栓子经血行播散至肺。

## 二、临床表现

急性肺脓肿多为起病急骤,患者畏寒、高热,体温达39~40 ℃,伴有精神萎靡、食欲缺乏、乏力等。咳嗽常见,咳黏液痰或黏液脓性痰。炎症累及胸膜可引起胸痛。病变范围较广时可出现气急。如感染不能及时控制,起病后第10~14天可突然咳出大量脓臭痰,每天可达300~500 mL,体温旋即下降,全身毒性症状亦随之减轻。臭痰多由厌氧菌感染所致。约1/3患者有不同程度的咯血。肺脓肿破溃到胸膜腔,出现脓气胸,临床表现为突发的胸痛、气急。慢性肺脓肿患者可有咳嗽、咳脓痰、反复发热和咯血等,并常有贫血、消瘦等消耗症状。血源性肺脓肿多先有原发病灶引起的畏寒、高热等全身脓毒血症的表现。经数天或数周后才出现咳嗽、咳痰症状,痰量不多,极少咯血。

体征与肺脓肿的大小和部位有关。病变较小或位于肺脏深部,多无异常体征;病变较大,脓肿周围有大量炎症,叩诊呈浊音或实音,因气道不畅使呼吸减弱,有时可闻及湿啰音;并发胸膜炎时,可闻及胸膜摩擦音或胸腔积液的体征。慢性肺脓肿常伴有杵状指(趾)。血源性肺脓肿体征大多呈阴性。

### 三、辅助检查

#### (一)血常规检查

急性肺脓肿患者血白细胞计数明显升高,总数可高达$(20\sim30)\times10^9/L$,中性粒细胞在90%以上,核左移,常有毒性颗粒。慢性患者血白细胞计数稍升高或正常,可有轻度贫血。

#### (二)影像学检查

1.X线检查

吸入性肺脓肿在急性早期呈大片浓密模糊性阴影,边缘不清,分布在一个或数个肺段,与细菌性肺炎相似。脓肿形成后,大片浓密炎性阴影中出现圆形或不规则透亮区及液平面。在消散区,脓腔周围炎症逐渐吸收,脓腔缩小而至消失,或最后残留少许纤维条索阴影。慢性肺脓肿脓腔壁增厚,内壁不规则,周围炎症略消散,伴纤维组织显著增生,并有程度不等的肺叶收缩,胸膜增厚。纵隔向患侧移位,健肺发生代偿性肺气肿。血源性肺脓肿在一侧或两侧肺边缘部见多发的、散在的小片状炎症阴影,或边缘呈整齐的球形病灶,其中可见脓腔及液平面或液化灶。炎症吸收后可呈现局灶性纤维化或小气囊。

2.CT检查

表现为浓密球形病灶,其中有液化,或呈类圆形的厚壁脓腔,脓腔内可出现液平面,脓腔内壁常呈不规则状,周围有模糊炎性影。伴脓胸者尚有患侧胸腔积液改变。

#### (三)病原学检查

肺脓肿的病原学检查方法大致分为非创伤性和创伤性检查两大类。

1.非创伤性检查

非创伤性检查包括痰培养、血培养和胸腔积液培养。由于口腔中存在大量厌氧菌,重症或住院患者的口咽部也常有可引起肺脓肿的需氧或兼性厌氧菌,如肺炎杆菌、铜绿假单胞菌、金黄色葡萄球菌等定植,咳痰用于肺脓肿的病原学诊断是不合适的。血培养是很好的无污染标本,尤其是血源性肺脓肿。但是,由厌氧菌引起的菌血症较少,故血培养分离的细菌往往仅反映肺脓肿的部分病原体。在肺脓肿合并有脓胸的时候,胸腔积液是最佳的病原学检查标本。

2.有创伤性检查

多用于重症、疑难病例或免疫抑制宿主的肺部感染,可避开上呼吸道直接在脓肿部位或引流的支气管内采样。由于它们具有一定的创伤性,临床上应正确选用。在条件允许时,可考虑进行胸腔镜或开放性肺活检。

### (四)支气管镜检查

除上诉病原学检查外,纤维支气管镜检查有助于发现某些引起支气管阻塞的病因,如气道异物或肿瘤,及时解除气道的阻塞,并同时行纤维支气管镜抽吸引流支气管内脓性分泌物。

## 四、护理措施

### (一)环境要求

肺脓肿患者咳痰量大,常有厌氧菌感染,痰有臭味,因此应定时开窗通风,维持室内空气清新,以消除病房内痰液的臭味,并注意保暖。

### (二)休息与活动

高热、中毒症状明显者应卧床休息,毒血症状缓解后可以适当活动。

### (三)饮食

鼓励患者多饮水,进食含有高热量、高蛋白、高纤维素的食物。

### (四)卫生

肺脓肿患者高热时间长,唾液分泌少,口腔黏膜干燥;咳大量脓臭痰,利于细菌繁殖,易引起口腔炎症和黏膜溃疡;抗生素的大量使用,易引起菌群失调诱发真菌感染。宜在晨起、饭后、体位引流后及睡前漱口、刷牙,防止污染分泌物误吸入下呼吸道,做好口腔护理。

### (五)病情观察

观察痰的颜色、性状、气味和静置后是否分层。准确记录24小时排痰量。当大量痰液排出时,要注意观察患者排痰是否通畅,咳嗽是否有力,避免脓痰窒息;当痰液减少时要观察患者的中毒症状是否好转,如中毒症状严重,提示痰液引流不畅,要做好痰液引流,保持呼吸道通畅;如发现血痰,应及时向医师报告,痰中血量较多时,应密切观察体温、脉搏、呼吸、血压及神志的变化。

### (六)寒战、高热护理

1.观察病情

观察体温、脉搏、呼吸、血压变化情况,尤其是儿童、老年人、久病体弱者。

**2.保暖**

寒战时可用空调、热水袋、被褥保暖,用热水袋时避免烫伤;遵医嘱使用异丙嗪及地塞米松等抗过敏药物。

**3.降温护理**

高热时可物理降温,如乙醇擦浴,冰袋(冰帽)冰敷,或遵医嘱给小剂量退热药降温,在降温过程中注意观察体温和出汗情况,儿童注意防止惊厥,过度出汗应及时补充水分以防脱水。

**4.及时补充营养及水分**

发热时机体分解代谢增加,糖、脂肪、蛋白质大量消耗,患者消化吸收功能降低,宜给予高热量、易消化的流质或半流质食物。鼓励患者多饮水,失水明显或暂不能进食者遵医嘱静脉补液,不宜过快,尤其老年人和患有心脏疾病的患者,以防肺水肿。

**5.口腔清洁**

高热时唾液分泌减少,口腔黏膜干燥,同时机体抵抗力下降,易引起口腔干裂、口唇疱疹、口腔溃疡等,应在餐后、睡前进行口腔清洁,保持口腔湿润,舒适。

**6.皮肤清洁**

协助大量出汗的患者进行温水擦浴,及时更换衣服和被褥,并注意保持皮肤的清洁、干燥。

**(七)咳嗽、咳痰的护理**

肺脓肿患者通过咳嗽可以排出大量脓痰,因此,鼓励患者进行有效的咳嗽,经常活动及变换体位,以利痰液的排出。嘱患者多饮水,使痰液稀释而易于排出,要注意观察痰液的颜色、性质、气味和静置后是否分层,准确记录 24 小时排痰量,如发现血痰,应及时向医师报告,痰中血量较多时,应密切观察患者的病情变化,准备好抢救药物和用品,嘱患者取患侧卧位,头偏向一侧,警惕大咯血或窒息的发生,必要时于床旁准备负压吸引器。

**(八)体位引流的护理**

根据病变部位采取适当体位,原则上病变部位位于高处,引流支气管开口向下,有利于潴留的分泌物随重力作用流入大支气管和气管,进而排出。引流时间一般为每天 2~3 次,每次 15~20 分钟,宜在饭前进行,引流时辅以胸部叩击,指导患者进行有效咳嗽,以提高引流效果。在引流过程中应注意病情变化,如面色苍白、发绀、心悸、呼吸困难等异常,应立即停止。引流完毕,擦净口周的痰液,给予漱口,并记录排出的痰量和性质,必要时送检。

### (九)胸痛的护理

评估疼痛的部位、性质、程度等,患者胸痛常随呼吸、咳嗽而加重,可采取患侧卧位,或用多头带固定患侧胸廓减轻疼痛,必要时遵医嘱给予止疼药。

### (十)用药护理

遵医嘱使用抗生素、祛痰药、支气管扩张剂等药物,注意观察疗效及不良反应。

### (十一)心理护理

部分患者由于口腔脓臭气味害怕与他人接近,应指导患者正确对待本病,协助患者进行口腔护理,减轻口腔臭味,同时主动询问和关心患者,使其敢说出内心感受,并积极进行疏导,鼓励其与他人交往。

及时向患者及家属介绍病情,解释各种症状和不适的原因,说明各项诊疗、护理措施操作的目的、操作程序和配合要点,增加患者治疗的依从性和信心,帮助患者树立治愈疾病的信心,以促进患者早日康复。

# 第四节 呼 吸 衰 竭

呼吸衰竭是由各种急、慢性疾病引起的呼吸功能严重损害,肺脏不能进行有效的气体交换,在海平面平静状态时呼吸即产生缺氧,可伴或不伴有二氧化碳潴留,而出现一系列病理生理变化和代谢紊乱的临床综合征。

## 一、病因

### (一)中枢系统病变

脑部的病理性损害或药物、代谢异常均可抑制呼吸中枢而引起通气功能下降,致Ⅱ型呼吸衰竭。

### (二)周围神经系统病变及胸廓呼吸肌病变

多种周围神经病变、神经-肌肉接头病变及胸廓形态及呼吸肌运动异常都可能导致通气下降,致Ⅱ型呼吸衰竭。

**(三)呼吸道病变**

严重的上呼吸道或下呼吸道阻塞性病变是急、慢性高碳酸血症型呼吸衰竭最常见的原因。

**(四)肺组织病变**

广泛的肺实质、肺间质及肺血管病变均可影响肺的换气功能导致缺氧和$PaCO_2$降低。

## 二、分类

**(一)根据病理生理和血气改变分类**

1.Ⅰ型呼吸衰竭

仅有低氧血症的呼吸衰竭,由肺实质、肺间质和肺血管疾病所致的肺换气功能障碍。

2.Ⅱ型呼吸衰竭

Ⅱ型呼吸衰竭即高碳酸血症型呼吸衰竭,由各种原因所致的肺通气功能障碍致肺泡通气功能不足,一般均伴有低氧血症,两者呈对应变化。

**(二)根据病程分类**

1.急性呼吸衰竭

常在短时间内发生,患者既往常无呼吸道疾病,由于突发因素抑制呼吸或呼吸功能受到严重损害。

2.慢性呼吸衰竭

患者既往常有慢性呼吸道疾病,呼吸功能损害加重,呼吸衰竭发生在几天或更长时间,机体常有一定的代偿作用。

3.慢性呼吸衰竭急性发作

慢性呼吸衰竭患者常因其他原因短时间内增加呼吸生理负担,原有代偿性呼吸衰竭的平衡被破坏,则发生失代偿,出现严重缺氧、二氧化碳潴留等临床表现,也称失代偿性慢性呼吸衰竭。

## 三、临床表现

除原发病表现外,还有缺氧、二氧化碳潴留对机体的影响。

**(一)呼吸困难**

患者感呼吸费力,随缺氧加重而加重。

**(二)发绀**

发绀是缺氧的典型体征。

**(三)精神神经症状**

(1)低氧血症患者会出现注意力不集中,重度缺氧则出现烦躁不安、神志恍惚、谵妄及昏迷,慢性缺氧多有智力或定向功能障碍。

(2)高碳酸血症患者常先出现中枢抑制前的兴奋状态,如失眠、烦躁等,继而出现"$CO_2$麻醉",即高碳酸血症,表现为神志淡漠、昏睡,甚至昏迷。

**(四)血液循环系统症状**

缺氧和高碳酸血症可刺激心脏,使心率加快,血压升高,冠状动脉血流量增加,肺循环血管收缩引起肺动脉高压,可因右心衰竭见有体循环淤血征象。高碳酸血症使外周体表静脉充盈、皮肤红润、温暖多汗。脑血管扩张,血流量增加,产生搏动性头痛,球结膜充血水肿。

**(五)消化和泌尿系统症状**

缺氧可直接损害肝细胞,使谷丙转氨酶上升,缺氧纠正,肝功能也较快恢复。严重动脉血氧减低时,肾血流量则减少,肾功能受损害,可见少尿、蛋白尿,血中非蛋白氮和肌酐增加。重度缺氧和高碳酸血症还可致上消化道出血、应激性溃疡等。

**(六)对酸碱平衡和电解质的影响**

严重缺氧和二氧化碳潴留均可导致无氧代谢的增加、细胞内外离子的交换及肾脏的代偿,从而导致酸碱失衡和电解质紊乱。

**四、辅助检查**

**(一)动脉血气分析**

呼吸衰竭的诊断主要依靠动脉血气分析,静息状态吸空气时 $PaO_2 < 8.0$ kPa(60 mmHg),动脉血 $PaCO_2 > 6.7$ kPa(50 mmHg)为 II 型呼吸衰竭,单纯动脉血氧分压降低则为 I 型呼吸衰竭。

**(二)胸部 X 线、CT 检查**

肺源性,例如肺炎导致的呼吸衰竭可由相应疾病导致的肺部影像学改变;非肺源性因素导致的呼吸衰竭则肺部影像学改变不甚明显,可有不典型的肺间质改变、渗出增多等。

### (三)肺功能检测

可通过对肺功能判断通气功能障碍的性质及是否合并换气功能障碍,并对通气和换气功能障碍的严重程度进行判断。

## 五、护理措施

### (一)一般护理

(1)执行内科一般护理常规。

(2)急性呼吸衰竭患者绝对卧床,充分保证患者休息。慢性呼吸衰竭患者能代偿时可下地活动。

(3)保持呼吸道通畅:鼓励患者咳嗽、咳痰,更换体位,多饮水;危重患者定时翻身、拍背,帮助排痰,如建立人工气道者,应加强气道管理,适时吸痰;意识清楚者可遵医嘱雾化吸入。

(4)遵医嘱合理氧疗:Ⅰ型呼吸衰竭患者给予较高浓度氧(>35%),使 $PaO_2$ 迅速升至 8.0~10.7 kPa(60~80 mmHg),或血氧饱和度>90%。Ⅱ型呼吸衰竭患者给予低浓度(<35%)持续吸氧,使 $PaO_2$ 控制在 8.0 kPa(60 mmHg),或血氧饱和度在 90%左右或略高。用氧过程中观察患者意识、发绀程度、尿量、呼吸、心率等变化。如意识转清楚、发绀减轻、尿量增多、心率减慢、呼吸正常、皮肤变暖,提示氧疗有效;如意识障碍加深或呼吸过度表浅、缓慢,提示二氧化碳潴留加重。

### (二)饮食护理

鼓励患者进食含高蛋白、高热量、高维生素及易消化的食物,少量多餐,多吃新鲜水果、蔬菜,多饮水,增加纤维素摄入,控制糖类摄入,预防便秘引起的呼吸困难;不能进食者鼻饲饮食。

### (三)用药护理

(1)使用呼吸兴奋剂时,保持呼吸道通畅,输入速度严格遵医嘱,不宜过快,用药后注意呼吸频率、幅度、意识及动脉血气分析变化,以便调节剂量,如出现恶心、呕吐、烦躁、面肌抽搐,及时通知医师。

(2)应用糖皮质激素患者警惕细菌和真菌感染,定期检查口腔黏膜有无真菌感染并给予相应处理。

(3)抗生素治疗时,为保证疗效,一定浓度的药液应在要求的时间内滴入。

(4)应用茶碱类药物时注意速度不宜过快,浓度不宜过高,密切观察是否出现恶心、呕吐、心律失常,甚至心室颤动等不良反应。

(5)禁用对呼吸有抑制作用的药物,如吗啡;烦躁不安、夜间失眠患者,慎用镇静剂,以免引起呼吸抑制。

**(四)并发症护理**

1.肺性脑病

早期表现为烦躁不安、答非所问、嗜睡,进而出现意识模糊、昏迷、大小便失禁等。密切观察生命体征、意识、尿量变化;危重患者取半卧位,定时翻身、拍背,协助排痰,备好吸痰器和抢救物品;建立人工气道者,做好人工气道护理。

2.消化道出血

观察呕吐物及粪便颜色、性状,判断有无消化道出血。如发现有消化道出血,应及时通知医师,采取相应措施。

**(五)病情观察**

(1)密切观察患者呼吸频率、节律及深度的变化,使用辅助呼吸机呼吸情况,呼吸困难程度等。

(2)监测缺氧及二氧化碳潴留情况,如发绀、球结膜水肿等有无改善。

(3)监测心率、心律及血压等有无改善,必要时进行血流动力学监测。

(4)观察患者意识及神经、精神症状,如有异常及时通知医师。

(5)监测动脉血气分析和生化检查结果,了解有无电解质紊乱和酸碱平衡失调。

(6)观察、记录每小时尿量及液体出入平衡情况。

# 第五章　消化内科护理

## 第一节　急性胃炎

急性胃炎是由多种病因引起的急性胃黏膜炎症,内镜检查可见胃黏膜充血、水肿、出血、糜烂及浅表溃疡等一过性病变。临床上以急性糜烂出血性胃炎最常见。

### 一、病因与发病机制

#### (一)药物

最常引起胃黏膜炎症的药物是非甾体抗炎药,如阿司匹林、吲哚美辛等,可破坏胃黏膜上皮层,引起黏膜糜烂。

#### (二)急性应激

重要脏器衰竭、严重创伤、大手术、大面积烧伤、休克甚至精神心理因素等引起的急性应激,导致胃黏膜屏障破坏和 $H^+$ 弥散进入黏膜,引起胃黏膜糜烂和出血。

#### (三)其他

乙醇具有亲脂性和溶脂能力,高浓度乙醇可直接破坏胃黏膜屏障。某些急性细菌或病毒感染、胆汁和胰液反流、胃内异物及肿瘤放疗后的物理性损伤,可造成胃黏膜损伤引起上皮细胞损害、黏膜出血和糜烂。

### 二、临床表现

#### (一)症状

轻者大多无明显症状;有症状者主要表现为非特异性消化不良。上消化道出血是该病突出的临床表现。

### (二)体征

上腹部可有不同程度的压痛。

### 三、辅助检查

#### (一)实验室检查

大便潜血试验呈阳性。

#### (二)内镜检查

纤维胃镜检查是诊断的主要依据。

### 四、治疗

治疗原则是去除致病因素和积极治疗原发病。药物引起者,立即停药。急性应激者,在积极治疗原发病的同时,给予抑制胃酸分泌的药物。发生上消化道大出血时,按上消化道出血处理。

### 五、护理措施

#### (一)休息与活动

注意休息,减少活动。急性应激致病者应卧床休息。

#### (二)饮食护理

规律进食,少食多餐,避免辛辣刺激性食物。

#### (三)用药指导

指导患者遵医嘱慎用或禁用对胃黏膜有刺激作用的药物,并指导患者正确服用抑酸剂、胃黏膜保护剂等药物。

# 第二节 慢 性 胃 炎

慢性胃炎是由各种病因引起的胃黏膜慢性炎症。其发病率在各种胃病中居首位。

## 一、病因

### (一)幽门螺杆菌感染

幽门螺杆菌感染被认为是慢性胃炎最主要的病因。

### (二)饮食和环境因素

饮食中高盐和缺乏新鲜蔬菜、水果与发生慢性胃炎相关。幽门螺杆菌可增加胃黏膜对环境因素损害的易感性。

### (三)物理及化学因素

可削弱胃黏膜的屏障功能,使其易受胃酸-胃蛋白酶的损害。

### (四)自身免疫

由于壁细胞受损,机体产生壁细胞抗体和内因子抗体,使胃酸分泌减少乃至缺失,还可影响维生素 $B_{12}$ 吸收,导致恶性贫血。

### (五)其他因素

慢性胃炎与年龄相关。

## 二、临床表现

### (一)症状

70%～80%的患者可无任何症状,部分患者表现为非特异性的消化不良,症状常与进食或食物种类有关。

### (二)体征

多不明显,有时上腹部轻压痛。

## 三、辅助检查

### (一)实验室检查

胃酸分泌正常或偏低。

### (二)幽门螺杆菌检测

可通过侵入性和非侵入性方法检测。

### (三)胃镜及胃黏膜活组织检查

胃镜及胃黏膜活组织检查是诊断慢性胃炎最可靠的方法。

## 四、治疗

治疗原则是消除病因、缓解症状、控制感染、防治癌前病变。

**（一）根除幽门螺杆菌感染**

对幽门螺杆菌感染引起的慢性胃炎,尤其是在活动期,目前多采用三联疗法,即一种胶体铋剂或一种质子泵抑制剂加上两种抗菌药物。

**（二）根据病因给予相应处理**

若由非甾体抗炎药引起,应停药并给予抑酸剂或硫糖铝;若因胆汁反流,可用氢氧化铝凝胶来吸附,或予以硫糖铝及胃动力药物以中和胆盐,防止反流。

**（三）对症处理**

有胃动力学改变者,可服用多潘立酮、西沙必利等;自身免疫性胃炎伴有恶性贫血者,遵医嘱肌内注射维生素 $B_{12}$。

**五、护理措施**

**（一）一般护理**

1.休息与活动

急性发作或伴有消化道出血时应卧床休息,并可用转移注意力、做深呼吸等方法来减轻焦虑、缓解疼痛。病情缓解时,进行适当的运动和锻炼,注意避免过度劳累。

2.饮食护理

以高热量、高蛋白、高维生素及易消化的食物为原则,宜定时定量、少食多餐、细嚼慢咽,避免摄入过咸、过甜、过冷、过热及辛辣刺激性食物。

**（二）病情观察**

观察患者消化不良症状,腹痛的部位及性质,呕吐物和粪便的颜色、量及性状等,用药前后患者的反应。

**（三）用药护理**

注意观察药物的疗效及不良反应。

1.刺激胃黏膜的药物

慎用或禁用阿司匹林、吲哚美辛等对胃黏膜有刺激的药物。

2.胶体铋剂

枸橼酸铋钾宜在餐前半小时用吸管吸入服用。部分患者服药后出现便秘和大便呈黑色,停药后可自行消失。

3.抗菌药物

服用阿莫西林前应询问患者有无青霉素过敏史,应用过程中注意有无迟发性变态反应。甲硝唑可引起恶心、呕吐等胃肠道反应。

**(四)症状、体征的护理**

腹部疼痛或不适者,避免精神紧张,采取转移注意力、做深呼吸等方法缓解疼痛;或用热水袋热敷胃部,以解除痉挛,减轻腹痛。

# 第三节　消化性溃疡

消化性溃疡主要是指发生在胃和十二指肠的慢性溃疡,即胃溃疡和十二指肠溃疡。胃酸-胃蛋白酶对黏膜的消化作用是溃疡形成的基本因素,临床表现特点为慢性过程、周期性发作、节律性上腹部疼痛。

## 一、病因与发病机制

### (一)病因

**1.幽门螺杆菌感染**

幽门螺杆菌感染是引起消化性溃疡的重要病因。

**2.非甾体抗炎药**

非甾体抗炎药是引起消化性溃疡的另一个常见原因。

**3.胃酸和胃蛋白酶**

消化性溃疡的形成最终是由胃酸-胃蛋白酶自身消化所致。

**4.胃黏膜保护作用减弱**

吸烟、药物及咖啡、烈酒、辛辣食物均可破坏胃黏膜屏障而致溃疡。

**5.胃、十二指肠运动异常**

胃排空快、胃排空延缓或十二指肠-胃反流等。

**6.遗传作用**

消化性溃疡的发生具有明显的遗传倾向。

**7.应激及精神因素**

急性应激和精神刺激可引起应激性溃疡。

**8.其他**

某些解热镇痛药、抗癌药均可致溃疡,此外环境因素、季节、吸烟、辛辣食物、不良生活习惯与消化性溃疡的发生也有一定的关系。

### (二)发病机制

**1.幽门螺杆菌感染**

幽门螺杆菌感染致使胃酸分泌增加、黏膜屏障削弱或破坏,导致溃疡发生。

**2.胃酸和胃蛋白酶的作用机制**

消化性溃疡的最终形成是由胃酸-胃蛋白酶对黏膜的自身消化所致。胃酸的存在是发生溃疡的决定因素。

**3.其他**

非甾体抗炎药损伤胃、十二指肠黏膜主要通过抑制前列腺素合成,削弱其对黏膜的保护作用。应激和心理因素,通过影响神经干扰胃、十二指肠的分泌、运动和黏膜血流。吸烟能增加胃酸分泌、降低幽门括约肌张力和影响胃黏膜前列腺素合成。

### 二、临床表现

具有慢性过程、周期性发作与节律性上腹部疼痛三大特点,其临床表现如下。

### (一)症状

**1.腹痛**

疼痛是溃疡病的突出症状,可为隐痛、钝痛、胀痛、烧灼痛甚至剧痛,或呈现饥饿样不适感。具有以下特点。

(1)长期性:慢性过程呈反复发作,病史可达几年甚至十几年。

(2)周期性:发作期和缓解期相互交替,发作有季节性,多在秋冬、冬春之交发病。

(3)节律性:多数患者疼痛具有典型的节律性,胃溃疡和十二指肠溃疡上腹部疼痛特点的比较见表5-1。

表 5-1 胃溃疡和十二指肠溃疡上腹部疼痛特点的比较

| 比较项目 | 胃溃疡 | 十二指肠溃疡上腹部疼痛 |
| --- | --- | --- |
| 疼痛部位 | 中上腹或剑突下偏左 | 中上腹或中上腹偏右 |
| 疼痛时间 | 常在餐后 0.5～1 小时发生,持续 1～2 小时后缓解 | 常在两餐之间,至下次进餐或服用抗酸剂后缓解。也可于睡前或半夜出现,称"空腹痛"或"午夜痛" |
| 疼痛节律 | 进食-疼痛-缓解 | 疼痛-进食-缓解 |

(4)疼痛常因精神刺激、过度疲劳、饮食不慎、药物影响、气候变化等因素诱发或加重。

2.其他

消化性溃疡还可有胃灼热(烧心感)、反酸、嗳气、恶心、呕吐等胃肠道症状及失眠、多汗、脉缓等自主神经功能失调表现。胃溃疡因疼痛而影响进食,长期食物摄入不足可导致消瘦、贫血。十二指肠溃疡患者常因进食可缓解疼痛而频繁进食,体重增加,但有慢性出血者亦可引起缺铁性贫血。

**(二)体征**

溃疡活动期剑突下可有一固定而局限的压痛点,缓解时无明显体征。

**(三)特殊类型的消化性溃疡**

(1)无症状性溃疡。

(2)老年人消化性溃疡。

(3)复合型溃疡。

(4)幽门管溃疡。

**(四)并发症**

1.出血

最常见的并发症,表现为呕血和/或黑粪。

2.穿孔

以急性穿孔最常见,也是消化性溃疡最严重的并发症,常于饮食过饱和饭后剧烈运动时发生。饮酒、劳累、服用非甾体抗炎药等可诱发急性穿孔,主要表现为突发的剧烈腹痛,大汗淋漓,烦躁不安,部分患者可出现休克。

3.幽门梗阻

临床表现为餐后加重的上腹胀痛,频繁大量呕吐,呕吐物为有酸腐味的宿食,呕吐后腹部症状减轻。胃蠕动波、空腹振水音及空腹抽出胃液>200 mL为幽门梗阻的特征性表现。

4.癌变

少数胃溃疡可发生癌变。

**三、辅助检查**

**(一)胃镜和胃黏膜活组织检查**

胃镜和胃黏膜活组织检查是确诊消化性溃疡的首选方法。

### (二)X 线钡餐检查

龛影是消化性溃疡的 X 线直接征象,有确诊价值。

### (三)粪便潜血试验

粪便潜血试验持续阳性提示溃疡处于活动期。

### (四)幽门螺杆菌检测

幽门螺杆菌检测是消化性溃疡的常规检测项目,可作为根除治疗后复查的首选方法。

## 四、治疗

治疗目的是消除病因、缓解症状、促进溃疡愈合、防止复发和防治并发症。治疗原则为整体与局部治疗相结合、药物与非药物治疗相结合、内科与外科治疗相结合。

### (一)一般治疗

生活规律,劳逸结合,避免过度劳累和精神紧张;定时进餐,避免辛辣、高盐、刺激性食物及浓茶、咖啡等饮料;戒烟戒酒,避免服用非甾体抗炎药。

### (二)药物治疗

1.降低胃酸

常用抗酸药和抑制胃酸分泌药物。抗酸药主要为碱性抗酸药如氢氧化铝等;抑制胃酸分泌药物主要为 $H_2$ 受体拮抗剂和质子泵抑制剂两大类,$H_2$ 受体拮抗剂常用西咪替丁、雷尼替丁等,质子泵抑制剂常用奥美拉唑、泮托拉唑等,质子泵抑制剂作用比 $H_2$ 受体拮抗剂更强、更持久。

2.根除幽门螺杆菌治疗

目前推荐根除幽门螺杆菌三联疗法,即采用胶体秘剂或一种质子泵抑制剂加两种抗生素(如克拉霉素、阿莫西林、甲硝唑等)的三联治疗方案。

3.保护胃黏膜治疗

常用硫糖铝和枸橼酸铋钾等胃黏膜保护剂。

### (三)并发症治疗

相关并发症也要对症治疗。

## 五、护理措施

本病护理措施的重点是合理休息与饮食,严密观察病情变化,预防并发症的发生。

**（一）一般护理**

1.休息与活动

溃疡活动期、症状较重或有并发症者,卧床休息1～2周。溃疡缓解期,鼓励患者规律生活,适当活动,劳逸结合,以不感到劳累和诱发疼痛为原则;避免诱发因素。

2.饮食护理

（1）急性发作期要给予温凉、清淡易于消化且含蛋白质、糖类、维生素较高的半流质食物或软食,少量多餐,每天进食4～5次,此期应严格限制对胃黏膜有机械性刺激的食物和有化学刺激性的食物及药物,限制高脂食物摄入。

（2）恢复期应以清淡和无刺激性的易消化食物为主,原则是定时定量、细嚼慢咽、少食多餐,每天进食5～6次,可适当增加蛋白质、糖、脂肪和食盐的摄入量。

**（二）病情观察**

观察疼痛的规律及特点;监测生命体征及腹部体征;及时发现和处理并发症。

**（三）疼痛护理**

（1）了解疼痛特点,指导缓解疼痛的方法,如十二指肠溃疡为空腹痛或午夜痛,可准备碱性食物（如苏打饼干）在疼痛前进食或遵医嘱服用抗酸药物防止疼痛发生。

（2）采用局部热敷或针灸镇痛。

（3）帮助患者认识和去除病因,服用非甾体抗炎药者,病情允许时应停药,嘱患者合理饮食,戒烟戒酒。

（4）指导患者采取转移注意力、看报、听轻音乐、精神放松法、呼吸控制训练法、气功松弛法等放松技术,消除紧张感,减轻疼痛。

**（四）用药护理**

遵医嘱用药,注意观察药效及不良反应。

1.抗酸药

如氢氧化铝凝胶等,应在饭后1小时和睡前服用。片剂应嚼服,乳剂使用前应充分摇匀。抗酸药与奶制品应避免同时服用;不可与酸性食物及饮料同服。氢氧化铝凝胶能引起食欲缺乏、软弱无力等症状,严重者可致骨质疏松,甚至造成肾损害。若服用镁制剂则易引起腹泻。

2.H₂受体拮抗剂

药物应在餐中或餐后即刻服用，或将1天剂量在睡前顿服。若需同时服用抗酸药，则两药应间隔1小时以上；若静脉给药应注意控制速度，速度过快可引起低血压和心律失常。西咪替丁有轻度抗雄性激素作用，停药后症状即可消失。用药期间应监测肾功能，孕妇和哺乳期妇女禁用。

3.质子泵抑制剂

奥美拉唑用药初期可引起头晕，应嘱患者避免开车或做其他必须高度集中注意力的工作。此外，奥美拉唑与地西泮、苯妥英钠等药物联合使用时，需防止药物蓄积中毒。兰索拉唑、泮托拉唑的不良反应较少。埃索美拉唑不良反应亦较少见，静脉滴注时只能溶于0.9％氯化钠溶液中使用。

4.其他药物

硫糖铝片宜在进餐前1小时服用，可有便秘、口干、皮疹、眩晕、嗜睡等不良反应，不能与多酶片同服。

第六章　　　　　肾内科护理

# 第一节　急性肾小球肾炎

急性肾小球肾炎是以急性肾炎综合征为主要临床表现的一组原发性肾小球肾炎。以血尿、蛋白尿、水肿、高血压、少尿和肾小球滤过率下降为特点的常见肾小球疾病。本病有多种病因，临床上常见的是链球菌感染后引起的急性肾小球肾炎，也可因其他细菌或病原微生物（病毒、立克次体、螺旋体、支原体、真菌、原虫、寄生虫）感染后急性起病。

## 一、病因

本病常由 β 溶血性链球菌"致肾炎菌株"感染所致，常见于上呼吸道感染、猩红热、皮肤感染等链球菌感染后。感染的严重程度与急性肾炎的发生和病变轻重并不完全一致。本病主要是由感染所诱发的免疫反应引起。

## 二、临床表现

本病起病急，临床表现轻重不一，多数患者呈一过性镜下血尿，严重者可有急性肾衰竭表现。大部分患者常有链球菌所致的前驱感染史，如急性化脓性扁桃体炎、咽炎、淋巴结炎、皮肤感染等，潜伏期一般为 1～3 周，经前驱期感染后，原发感染灶的临床表现大部分消失后急性起病。

### （一）一般表现

1. 血尿

几乎全部患者均有肾小球源性血尿，是该病起病的首发症状，以镜下血尿为主，也有 40% 患者呈肉眼血尿，其尿色呈均匀的棕色浑浊样或洗肉水样，无血凝块,通常肉眼血尿 1～2 周后即转为镜下血尿,少数持续 3～4 周,镜下血尿持续时间较长,3～6 个月或更久。

2.蛋白尿

多数患者尿蛋白检测呈阳性,一般蛋白定量在 0.5～3.5 g/24 h,常为非选择性蛋白尿,尿蛋白数天至数周后转阴。少数患者尿蛋白可达 3.5 g/24 h 以上,此类患者病程易迁延不愈,其预后不良。

3.水肿

水肿见于 80％以上的患者,为多数患者就诊的首发症状。见于起病早期,主要由原发性肾积水、钠潴留引起,开始仅累及眼睑及颜面,晨起重,呈"肾炎面容",或伴双下肢凹陷性水肿;重者延及全身,呈非凹陷性,或可伴有胸腔积液、腹水,一般在 2 周左右自行利尿消肿,如患者有血管通透性增加、低蛋白血症及心力衰竭等症状均可加重水肿。如果水肿持续发展,常提示预后不佳。

4.高血压

高血压见于 30％～80％的患者,老年人更多见,常表现为轻度或中度的血压增高,舒张压上升,但很少超过 120 mmHg,不伴有眼底改变。该症状是由水和钠潴留、血容量增加所致,高血压程度常与水肿的程度平行,随着利尿消肿,血压也恢复正常,如血压持续升高或不降,表明肾脏病变严重。

5.肾功能减退

多数患者起病初期有尿量减少,常＜500 mL/24 h,因此,可引起一过性氮质血症,血肌酐及尿素氮略有升高,严重者可出现急性肾衰竭。1～2 周后尿量逐渐增加,氮质血症恢复,仅有少数患者(＜5％)可有少尿进展为无尿,其肾功能不能恢复,提示预后不佳。

**(二)全身表现**

常有乏力、恶心、呕吐、头晕、嗜睡、视力模糊、腰部钝痛等。

**(三)并发症**

可并发充血性心力衰竭、脑病和急性肾衰竭。脑病发生时,持续时间较短,表现为剧烈头痛、呕吐、嗜睡、神志不清,严重者出现惊厥及昏迷。

**三、治疗**

本病为自限性疾病,其治疗原则:卧床休息、对症治疗,预防并发症,促进肾功能恢复,急性肾衰竭且有透析指征者,应及时给予短期透析治疗。

**（一）休息**

卧床休息是治疗本病的基本手段，尤其是急性期，一般持续2周，至肉眼血尿消失，水肿消退，血压恢复正常。

**（二）饮食**

对于水肿严重及高血压患者应给予无盐或低盐食物；水肿且少尿者应控制入水量；肾功能损伤、氮质血症者，应限制蛋白质摄入量，予以优质低蛋白食物，并限制钾的摄入量。

**（三）对症治疗**

水肿者给予利尿治疗，血压高者及时给予降压药，以防止心脑血管并发症，血钾高者防治高钾血症，限制食物中钾的摄入量，适当应用排钾利尿药，如有必要可行透析治疗。对心功能差的患者应严密观察病情，积极进行利尿降压治疗，必要时使用加强心功能药物，减轻心脏前后负荷。如果以上方法仍不能控制心力衰竭时，可行血液透析滤过脱水治疗。

**（四）控制感染灶**

有呼吸道或皮肤感染者，应选用无肾毒性抗生素治疗，反复发作慢性扁桃体炎患者，可待病情稳定后行扁桃体摘除手术，手术前后应用青霉素2周。

**四、护理评估**

**（一）一般评估**

1.生命体征(T、P、R、BP)

感染未控制时可有发热；水、钠潴留致血容量增加可有血压升高、心率、呼吸加快。

2.患者主诉

发病前有无上呼吸道感染或皮肤感染；有无尿量减少、肉眼血尿；水肿发生的部位，有无腹胀等。

3.相关记录

身高、体重、饮食、睡眠及排便情况等。

**（二）身体评估**

1.视诊

皮肤是否完好，有无感染病灶；水肿的部位及程度等。

2.触诊

(1)测量腹围:观察有无腹水征象。

(2)观察颜面及全身水肿情况:根据每天水肿的部位记录情况与患者尿量情况作动态的综合分析,判断水肿是否减轻,治疗是否有效。

3.叩诊

腹部有无移动性浊音、有无胸腔积液,心界有无扩大。

4.听诊

两肺有无湿啰音和哮鸣音。

### (三)心理-社会评估

了解患者对疾病的认识程度,有无因疾病而导致的焦虑、恐惧等不良情绪。评估患者家庭及社会的支持情况。

### (四)辅助检查结果评估

1.ASO 测定

ASO 滴度高低与链球菌感染有关,滴度明显升高说明近期有链球菌感染,但早期用青霉素后,滴度可不高。

2.补体测定

血清补体的动态变化是急性链球菌感染后急性肾炎的重要特征,发病初期补体 $C_3$ 明显下降,8 周内逐渐恢复正常。

### (五)主要用药的评估

1.利尿剂

治疗时尤其注意有无电解质紊乱,有无出现嗜睡、精神萎靡,有无呕吐、厌食、心音低钝、肌张力低或惊厥等症状。

2.抗生素

应用注意有无肾毒性。

### 五、护理诊断

### (一)体液过多

体液过多与肾小球滤过率下降导致水、钠潴留有关。

### (二)有皮肤完整性受损的危险

皮肤完整性受损的危险与皮肤水肿有关。

### 六、护理措施

#### (一)一般护理

(1)执行内科一般护理常规。

(2)卧位与休息:急性期应绝对卧床休息(一般 2～3 周),直至肉眼血尿消失、水肿消退,以及血压恢复正常方可逐步增加活动量;病情稳定者可从事一些轻体力活动,避免重体力活动及劳累。避免受寒受湿,以免寒冷引起肾小动脉痉挛,加重肾脏缺血。

#### (二)饮食护理

**1.低盐饮食**

发病初期,饮食控制非常重要,原则上给予低盐食物并控制进水量。每天 <3 g,尤其是有水肿及高血压时。血压很高且水肿严重者应给予无盐食物,每天入液量限制在 1 000 mL 以内。尿闭者按急性肾衰竭处理。无水肿、高血压者及肾功能正常者不必限制钠盐的摄入。

**2.蛋白质**

肾功能正常者蛋白质入量正常,每天每千克体重 1～1.2 g;肾功能减退者应限制蛋白摄入,按蛋白质 0.6 g/(kg・d)计算。同时要给予优质低蛋白,低蛋白饮食时,应适当增加碳水化合物的摄入;氮质血症时限制蛋白质摄入,必要时静脉补充氨基酸;透析患者不限制蛋白摄入。

**3.维生素及微量元素**

保证足够的维生素及微量元素的摄入,多食各种水果及蔬菜。

**4.限制钾的摄入**

少尿期患者,即每天尿量 <500 mL 者应限制高钾食物的摄入,如香蕉、橘子、绿叶蔬菜等。

**5.限制磷的摄入**

慢性肾小球肾炎患者应控制磷的摄入,如含磷高的动物内脏及各类坚果等。

#### (三)用药护理

**1.利尿剂、降压药及抗菌药物**

肾性水肿常用的利尿剂为袢利尿剂,包括呋塞米和布美他尼,疗效不明显者加用保钾利尿剂,以螺内酯为宜。但是保钾利尿剂长期使用可引起高血钾。所以长期使用螺内酯的患者应密切观察患者是否有心律失常、四肢及口周麻木、极度疲乏、肌肉酸疼、四肢苍白湿冷、恶心呕吐和腹痛等高血钾的临床表现。

利尿剂的使用宜短期或间歇用药。过度利尿可造成血容量不足和长期用药对肾脏的毒副作用,以及加重水、电解质紊乱和酸碱平衡失调。

要密切观察药物的疗效及可能出现的不良反应,如袢利尿剂使用后大量排尿易出现低钾不良反应。

2.降压药

轻度高血压一般可加强水、盐控制及利尿。对于血压过高者目前都主张用血管紧张素转换酶抑制剂如卡托普利、依那普利和苯那普利,若未能控制可加用氨氯地平(络活喜);还有血管紧张素Ⅱ受体拮抗剂氯沙坦和缬沙坦。它们既可以降低全身高血压,又可以降低肾小球高血压,可改善或延缓多种病因引起的轻中度肾功能不全的进程。使用降压药过程中应密切观察是否出现皮疹、瘙痒、疲乏、眩晕,或者剧烈咳嗽、味觉异常及出现高血钾的不良反应。α受体阻滞剂类降压药代表药物有酚妥拉明、酚苄明、哌唑嗪、特拉唑嗪,还有一种进口药为育亨宾。主要的不良反应是直立性低血压,所以使用此类降压药在给患者变换体位时动作要慢,预防直立性低血压的出现。

3.抗生素

遵医嘱应用无肾毒性的抗生素,防治感染,严格无菌操作,限制探视人员。

4.糖皮质激素和免疫抑制剂

原发性肾小球肾病、急进性肾炎早期和部分慢性肾小球肾炎患者,常需糖皮质激素和/或免疫抑制剂的治疗。

**(四)病情观察**

(1)严密监测 24 小时尿量,便于评估患者是否处于少尿期、多尿期或恢复期。每天准确记录液体出入量,尿量在水肿时减少,一天尿量在 400～700 mL,持续 1～2 周后逐渐增加。

(2)密切观察水肿变化,70%～90%的患者有水肿,轻重不等。清晨起床时可见眼睑水肿,下肢及阴囊水肿较明显。每天需评估水肿消长情况,是否有胸腔积液、腹水、心包积液的表现。观察水肿的部位、程度、范围。

(3)观察血压变化,多为轻中度血压增高,见于 70%～90%的患者。成人多在(150～180)/(90～100) mmHg。经常有波动,多数在 2 周左右趋于正常。偶可见严重的高血压,舒张压很少超过 120 mmHg,如血压持续升高且 2 周以上无下降趋势者表明肾脏病变严重,应及早治疗。

(4)监测血肌酐、血尿素及内生肌酐清除率变化,如血肌酐、尿酸进行性升高提示病情恶化;同时监测血清电解质变化,重点关注有无高钾血症。

(5)密切观察全身表现:儿童常有发热,有时高达 39 ℃,伴有畏寒,成人可感腰酸、腰痛,少数有尿频、尿急。患者可有疲乏、厌食、恶心、呕吐、嗜睡、头晕、视力模糊(与高血压程度及脑缺血、脑水肿有关)及鼻出血等。

**(五)健康教育**

**1.休息与饮食**

嘱患者加强休息,以延缓肾功能减退。避免受凉、潮湿,防止呼吸系统感染及泌尿系统感染,切忌劳累。向患者解释优质低蛋白、低磷、低盐、高热量、富含维生素食物的重要性,指导患者根据自己的病情选择合适的食物和量。

**2.避免加重肾脏损害的因素**

向患者及家属讲解影响病情进展的因素,指导他们避免加重肾脏损害的因素。在急性肾小球肾炎起病后的第 1～2 周内可渐起或突然发生急性心力衰竭,起病缓急、轻重不一。少数严重患者可以急性肺水肿而突然起病,而急性肾小球肾炎的其他表现可能完全被掩盖。多发生于起病后不注意休息或治疗不当时。

**3.指导预防感染**

告知注意个人卫生,增强体质是预防感染的关键;还应避免预防接种、妊娠和应用肾毒性药物等,如卡那霉素、庆大霉素、链霉素、磺胺类及抗真菌药物,尤其是中药制剂等。

**4.用药指导**

介绍各类降压药的疗效、不良反应及使用注意事项。

**5.自我病情监测与随访指导**

教会正确测量体重和记录尿量的方法。本病一般经过休息和治疗,预后良好。

# 第二节　急进性肾小球肾炎

急进性肾小球肾炎又名新月体肾炎,是指一组病情发展急骤、凶猛,由蛋白尿、血尿迅速发展为进行性急性肾衰竭,预后恶劣的肾小球肾炎。病理改变特征为肾小囊内细胞增生、纤维蛋白沉积。

## 一、病因

本病有多种病因。一般将有肾外表现者或明确原发病者称为继发性急进性肾炎,病因不明者则称为原发性急进性肾炎。

继发性急进性肾炎继发于过敏性紫癜、系统性红斑狼疮、弥漫性血管炎等,偶有继发于某些原发性肾小球疾病,如系膜毛细血管性肾炎及膜性肾病患者。

原发性急进性肾炎半数以上患者有上呼吸道前驱感染史,其中少数呈典型链球菌感染,其他一些患者呈病毒性呼吸道感染,本病患者有柯萨奇病毒 $B_5$ 感染的血清学证据,但流感及其他常见呼吸道病毒的血清滴度无明显上升,故本病与病毒感染的关系,尚待进一步观察。

此外,少数急进性肾炎患者有结核杆菌抗原致敏史。

## 二、临床表现

急进性肾小球肾炎患者可见于任何年龄,但有青年和中年、老年 3 个发病高峰,男女比例为 2:1。该病可呈急性起病,多数患者在发热或上呼吸道感染后出现急性肾炎综合征表现,即水肿、少尿、血尿、蛋白尿、高血压等。

发病时患者全身症状较重,如疲乏、无力、精神萎靡、体重下降,可伴发热、腹痛。病情发展很快,起病数天内即出现少尿及进行性肾衰竭。部分患者起病相对隐匿缓慢,病情逐步加重。

## 三、辅助检查

### (一)尿液实验室检查

常见血尿、异形红细胞尿和红细胞管型尿,常伴蛋白尿;尿蛋白量不等,可像肾病综合征那样排出大量的蛋白尿,但明显的肾病综合征表现不多见。

### (二)其他

可溶性人肾小球基底膜抗原的酶联免疫吸附法检查抗肾小球基底膜抗体,最常见的类型是 IgG 型。

## 四、治疗

### (一)强化疗法

急进性肾小球肾炎患者病情危重时必须采用强化治疗,包括如下措施。

#### 1.强化血浆置换疗法

强化血浆置换疗法是用膜血浆滤器或离心式血浆细胞分离器分离患者的血

浆和血细胞,然后用正常人的血浆或血浆成分对其进行置换,每天或隔天置换 1 次,每次置换 2～4 L。此法清除致病抗体及循环免疫复合物的疗效肯定,已被临床广泛应用。

2.甲泼尼龙冲击治疗

甲泼尼龙冲击治疗主要应用于Ⅱ型及Ⅲ型急进性肾小球肾炎的治疗。甲泼尼龙,静脉滴注,每天或隔天 1 次,3 次为 1 个疗程,据病情需要应用 1～3 个疗程,2 个疗程需间隔3～7 天。

3.大剂量丙种球蛋白静脉滴注

当急进性肾小球肾炎合并感染等因素不能进行上述强化治疗时,可应用此方法治疗:丙种球蛋白,静脉滴注,5 次为 1 个疗程,必要时可应用数个疗程。

**(二)基础治疗**

应用各种强化治疗时,一般都要同时服用常规剂量的激素及细胞毒药物作为基础治疗,抑制免疫及炎症反应。

1.肾上腺皮质激素

常用泼尼松口服,用药应遵循如下原则:起始量要足,不过最大剂量常不超过 60 mg/d,减药、撤药要慢,维持用药要久。

2.细胞毒药物

常用环磷酰胺,每天口服 100 mg 或隔天静脉注射 200 mg,累积量达 6～8 g 停药。而后可以再用硫唑嘌呤 100 mg/d 继续治疗 6～12 个月巩固疗效。

3.其他免疫抑制药

近年来问世的麦考酚吗酸酯抑制免疫疗效肯定,而不良反应较细胞毒药物轻,已被广泛应用于肾病治疗,包括Ⅱ型及Ⅲ型急进性肾小球肾炎。

**(三)替代治疗**

如果患者肾功能急剧恶化,达到透析指征时,应尽早进行透析治疗(包括血液透析或腹膜透析)。如疾病已进入不可逆性终末期肾衰竭,则应予以长期维持透析治疗或肾移植。

**五、护理诊断**

**(一)潜在并发症**

急性肾衰竭。

**(二)体液过多**

体液过多与肾小球滤过功能下降,大剂量激素治疗导致水、钠潴留有关。

### (三)有感染的危险

感染的危险与激素及细胞毒药物的应用、血浆置换、大量蛋白尿致机体抵抗力下降有关。

### (四)焦虑/恐惧

焦虑/恐惧与疾病进展快、预后差有关。

### (五)有皮肤完整性受损的危险

皮肤完整性受损的危险与皮肤水肿有关。

### (六)知识缺乏

缺乏急进性肾小球肾炎相关知识。

### (七)自理缺陷

自理缺陷与疾病所致贫血、水肿和心力衰竭等有关。

### (八)电解质紊乱

电解质紊乱与使用利尿剂有关。

## 六、护理目标

(1)保护残余肾功能,纠正肾血流量减少的各种因素,防治急性肾衰竭。

(2)维持体液平衡,水肿消失,血压恢复正常。

(3)预防感染。

(4)患者焦虑/恐惧减轻,配合治疗护理,树立战胜疾病的信心。

(5)保持皮肤完整性,无破溃、受损。

(6)患者了解急进性肾小球肾炎相关知识,了解相关预防和康复知识,自我照顾和管理能力提高。

(7)生活自理能力恢复。

## 七、护理措施

### (一)病情观察

(1)密切观察病情,及时识别急性肾衰竭的发生。监测内生肌酐清除率、血尿素氮、血肌酐水平。若内生肌酐清除率快速下降,血尿素氮、血肌酐进行性升高,提示有急性肾衰竭发生,应协助医师及时处理。

(2)监测尿量的变化,注意尿量迅速减少或出现无尿的现象,此现象往往提示急性肾衰竭。

(3)监测血电解质及 pH 的变化,特别是血钾情况,避免高血钾可能导致的心律失常,甚至心搏骤停。

(4)观察有无食欲明显缺乏、恶心、呕吐、呼吸困难及端坐呼吸等症状的发生,及时进行护理干预。

(5)定期测量患者体重,观察体重变化和水肿的部位、分布、程度和消长情况,注意有无腹水及胸腔积液、心包积液的表现;观察皮肤有无红肿、破损、化脓等情况发生。

**(二)用药护理**

(1)按医嘱严格用药,密切观察药物在使用过程中的疗效与不良反应。

(2)治疗后都需认真评估有无甲泼尼龙冲击治疗常见的不良反应,如继发感染、水和钠潴留、精神兴奋及可逆性记忆障碍、面红、血糖升高、骨质疏松、伤口不愈合、消化道出血或穿孔、严重高血压或充血性心力衰竭等。

(3)大剂量激素冲击治疗可有效抑制机体的防御能力,必要时实施保护性隔离,预防继发感染。

(4)观察利尿剂、环磷酰胺冲击治疗的相关不良反应,如血清电解质变化情况及相应的临床症状。

**(三)避免不利因素**

避免导致血容量下降的不利因素(低蛋白血症、脱水、低血压等)。

**(四)预防感染**

避免使用损害肾脏的药物同时积极预防感染。

**(五)皮肤护理**

(1)水肿较严重的患者应着宽松、柔软的棉质衣裤、鞋袜。协助患者做好全身皮肤黏膜的清洁,指导患者注意保护好水肿的皮肤,如清洗时注意水温适当、勿过分用力;平时避免擦伤、撞伤、跌伤、烫伤。阴囊水肿等严重的皮肤水肿部位可用中药芒硝粉袋干敷或硫酸镁溶液敷于局部。水肿部位皮肤破溃应用无菌辅料覆盖,必要时可使用稀释成 1:5 的碘伏溶液局部湿敷,以预防或治疗破溃处感染,促进创面愈合。

(2)注射时严格无菌操作,采用 5~6 号针头,保证药物准确及时的输入,注射完拔针后,应延长用无菌干棉球按压穿刺部位的时间,减少药液渗出。严重水肿者尽量避免肌内注射和皮下注射,尽力保证患者皮肤的完整性。

### (六)心理护理

由于病情重,疾病进展快,患者出现恐惧、焦虑、烦躁、抑郁等心理。护士应加强沟通、充分理解患者的感受和心理压力,并鼓励家属,共同努力疏导患者的心理压力。护士尽量多关心、巡视,及时解决患者的合理需要,让其体会到关心和温暖。护士应鼓励患者说出对本病的担忧,给其讲解疾病过程、合理饮食和治疗方案,以消除疑虑,提高治疗信心。

# 第三节 间质性肾炎

间质性肾炎是由各种原因引起的肾小管间质性急、慢性损害的临床病理综合征。临床常分为急性间质性肾炎、慢性间质性肾炎。急性间质性肾炎以多种原因导致短时间内发生肾间质炎性细胞浸润、间质水肿、肾小管不同程度受损伴肾功能不全为特点,临床表现可轻可重,大多数病例均有明确的病因,去除病因、及时治疗,疾病可痊愈或使病情得到不同程度的逆转。慢性间质性肾炎病理表现以肾间质纤维化、间质单个核细胞浸润和肾小管萎缩为主要特征。

### 一、病因

#### (一)感染

致病感染可有细菌、真菌及病毒等致病微生物感染,包括金黄色葡萄球菌败血症、重症链球菌感染、白喉、猩红热、支原体肺炎、梅毒、布鲁氏菌病、军团菌病、乙肝病毒抗原血症、巨细胞病毒感染、伤寒、麻疹、肾盂肾炎等。

#### (二)系统性疾病、血液系统疾病

系统性疾病如系统性红斑狼疮、干燥综合征、结节病、原发性冷球蛋白血症。血液系统疾病如多发性骨髓瘤、阵发性血红蛋白尿、淋巴增生性疾病、镰状细胞病等。

#### (三)药物致病

可能与环孢素、氨基糖苷类抗生素、两性霉素 B、止痛剂、非甾体抗炎药、顺铂等药物的长期应用相关。

**（四）重金属盐**

可能与如镉、锂、铝、金、铍等长期接触有关。

**（五）化学毒物或生物毒素**

如四氯化碳、四氯乙烯、甲醇、乙二醇、煤酚、亚硝基脲或蛇毒、鱼胆毒、蜂毒、蕈毒等中毒史。

**（六）代谢疾病**

如胱氨酸病、低钾肾病、尿酸性肾病、糖尿病肾病及淀粉样肾病史。

## 二、临床表现

一般有多尿、烦渴、恶心、夜尿、肉眼血尿、肌无力、软瘫、关节痛等表现。

**（一）急性间质性肾炎**

急性间质性肾炎因其病因不同，临床表现各异，无特异性。主要突出表现为少尿性或非少尿性急性肾功能不全，可伴有疲乏无力、发热及关节痛等非特异性表现。肾小管功能损失可出现低比重及低渗透压尿，肾小管性蛋白尿及水、电解质和酸碱平衡紊乱。

**（二）慢性间质性肾炎**

慢性间质性肾炎常为隐匿、慢性或急性起病，因肾间质慢性炎症改变，主要为纤维化组织增生，肾小管萎缩，故常有其相同的临床表现。

## 三、辅助检查

**（一）尿液检查**

一般为少量小分子蛋白尿，尿蛋白定量多在 0.5～1.5 g/24 h，极少＞2.0 g/24 h；尿沉渣检查可有镜下血尿、白细胞及管型尿，偶可见嗜酸性粒细胞。肾小管功能异常根据累及小管的部位及程度不同而表现不同，可有肾性糖尿、肾小管酸中毒、低渗尿、范可尼综合征等。

**（二）血液检查**

部分患者可有低钾血症、低钠血症、低磷血症和高氯性代谢性酸中毒等表现。血尿酸常正常或轻度升高。慢性间质性肾炎贫血发生率高且程度较重，常为正细胞正色素性贫血。急性间质性肾炎患者外周血嗜酸性粒细胞比例升高，可伴 IgE 升高，特发性间质性肾炎可有贫血、嗜酸性粒细胞增多、血沉增快、球蛋白升高。

### (三)影像学检查

急性间质性肾炎 B 超可显示肾脏呈正常大小或体积增大,皮质回声增强。慢性间质性肾炎 B 超、放射性核素、CT 等影像学检查通常显示双肾缩小、肾脏轮廓不光整。影像学检查还有助于判断某些特殊病因,如尿路梗阻、膀胱输尿管反流、肾脏囊性疾病等。静脉尿路造影可显示止痛剂肾病特征性的肾乳头坏死征象。由于造影剂具有肾小管毒性,因此,在肾小管损伤时应慎用。

### (四)肾活检病理

病理检查对确诊有重要意义。除感染相关性急性间质性肾炎外,其他类型均应积极行肾穿刺,以区别肾间质浸润细胞的类型及纤维化程度,从而有助于治疗方案的制订及预后的判断。

### 四、诊断

感染或药物应用史、临床表现、一些实验室及影像学检查有助于诊断,但肾脏病理仍然是诊断间质性肾炎的金标准。

临床出现不明原因的急性肾功能不全时要考虑急性间质性肾炎可能。具有下列临床特征者应考虑慢性间质性肾炎。

(1)存在导致慢性间质性肾炎的诱因,如长期服用止痛剂、慢性尿路梗阻等,或有慢性间质性肾炎家族史。

(2)临床表现有小管功能障碍,如烦渴、多尿、夜尿增多、肾小管性酸中毒等,或肾功能不全但无高血压、无高尿酸血症等。

(3)尿液检查表现为严重小管功能受损。少量小分子蛋白尿($<2.0$ g/24 h)、尿视黄醇结合蛋白、溶菌酶、尿 $\beta_2$ 微球蛋白、N-乙酰-$\beta$-D-葡萄糖苷酶升高,可有糖尿、氨基酸尿。

慢性间质性肾炎还须根据病史和临床病理特征进一步明确病因。

### 五、治疗

#### (一)一般治疗

去除病因,控制感染,及时停用致敏药物,处理原发病是间质性肾炎治疗的第一步。

#### (二)对症支持治疗

纠正肾性贫血、电解质、酸碱及容量失衡,血肌酐明显升高或合并高血钾、心力衰竭、肺水肿等有血液净化指征者,临床应及时行血液净化治疗,急性间质性肾炎可选用连续性血液净化治疗。进入尿毒症期者,如条件允许,可行肾移植治疗。

(1)冬虫夏草:有促进肾小管上皮细胞的生长、提高细胞膜的稳定性、增强肾小管上皮细胞耐受缺氧等作用,对小管间质性肾炎有一定治疗作用。

(2)免疫抑制剂:自身免疫性疾病、药物变态反应等免疫因素介导的间质性肾炎,可给予激素及免疫抑制剂治疗。

### 六、护理措施

#### (一)一般护理措施

(1)卧床休息,限制活动量。

(2)鼓励患者多饮水或饮料。

(3)给予清淡易消化的高热量、高蛋白流质或半流质食物。

(4)出汗后要及时更换衣被,注意保暖。

(5)协助口腔护理,鼓励多漱口。口唇干燥者可涂护唇油。

(6)体温超过 38.5 ℃时给予物理降温,慎用药物降理,因为退热制剂易致敏而加重病情,物理降温后 30 分钟测量体温,并记录于体温单上。

(7)指导患者识别并及时报告体温异常的早期表现和体征。

#### (二)自理方面的护理

患者自理方面的缺陷一般与发热和水、电解质紊乱有关。要使患者生活自理能力提高,需要做的护理措施如下。

(1)落实晨、晚间护理,协助患者洗脸、梳头、洗脚、就餐、大小便及个人卫生的处理。

(2)鼓励患者生活自理,将传呼器置于患者伸手可及的位置。

(3)呼吸困难者,取半坐卧位,给氧。

(4)吞咽能力下降者应防呛咳。

(5)患者外出时有专人护送防止发生意外。

(6)监测血电解质变化,做好间质性肾炎护理工作,可提高患者生活质量。

#### (三)饮食调理

饮食有禁有补,对于间质性肾炎患者而言,是非常重要的,尤其是对间质性肾炎治疗的辅助使其成为患者必须引起重视的一个方面。

(1)间质性肾炎应该多漱口,口唇干燥者可涂护唇油。

(2)指导间质性肾炎患者识别并及时报告体温异常的早期体征和表现。

（3）中老年人如果患有间质性肾炎常常会感到双腿酸软、小便频繁、腰酸背胀、精神不振等，一般是因为肾脏发生了病变。应选用红豆、玉米食用，对肾病有好处，但胡椒、花椒、浓茶、浓咖啡等刺激性食物应该禁用。

（4）肾病患者必须要忌盐。尿量少或水肿时，除服药外，可选用一些具有利水适用的食物，如冬瓜止渴、利小便，主治小腹水涨；冬瓜皮煎汤代茶有利水消肿的作用；丝瓜有利尿消肿、凉血解毒的作用。

（5）间质性肾炎患者应该多喝水，并且在饮食方面要给予易消化且含有高热量、高蛋白、清淡的半流质食物。出汗后要更注意保暖，及时的更换衣被。口唇干燥者可涂护唇油。体温超过 38.5 ℃时应该给予物理降温，慎用药物降温，因为退热制剂易致敏而加重病情。物理降温半个小时后应该测量体温，并记录。

# 第四节  IgA  肾  病

IgA 肾病是最常见的一种原发性肾小球疾病，是指肾小球系膜区以 IgA 或 IgA 沉积为主，伴或不伴有其他免疫球蛋白在肾小球系膜区沉积的原发性肾小球病。病变类型包括局灶节段性病变、毛细血管内增生性病变、系膜增生性病变、新月体病变及硬化性病变等。其临床表现为反复发作性肉眼血尿或镜下血尿，可伴有不同程度蛋白尿，部分患者可以出现严重高血压或者肾功能不全。

**一、病因**

病因不明，原发性 IgA 肾病，由肾脏本身疾病引起。继发性 IgA 肾病由肾脏以外的疾病引起，如紫癜性肾炎、人类免疫缺陷病毒感染、血清阴性脊柱关节炎、肿瘤、麻风病、肝脏疾病、家族性 IgA 肾病等。

**二、临床表现**

多在上呼吸道感染 1～3 天后出现易反复发作的肉眼血尿，持续数小时至数天后可转为镜下血尿，可伴有腹痛、腰痛、肌肉痛或低热，部分患者在体检时发现尿异常，为无症状性蛋白尿和/或镜下血尿，少数患者有持续性肉眼血尿和不同程度蛋白尿，可伴有水肿和高血压。

### 三、检查

#### (一)免疫学检查

50％的患者血清 IgA 水平升高。37％～75％患者测到含有 IgA 的特异性循环免疫复合物。

#### (二)尿液检查

蛋白尿定量和分型对 IgA 肾病病情判断、估计预后很重要。蛋白尿<1 g/24 h 者常以轻微及病灶性系膜增生为主。中重度蛋白尿多为弥漫性系膜增生,常伴新月体及肾小球硬化。血尿:尿红细胞形态呈多形性,提示血尿来源是肾小球源性。

#### (三)肾功能检查

血肌酐上升到 132.6 $\mu$mol/L(1.5 mg/dL)多为病情进展。肾小球滤过率<20 mL/min时,病理改变属Ⅲ级以上。

### 四、诊断

IgA 肾病的诊断必须要有肾活检病理,必须要有免疫荧光或免疫组化的结果支持。其诊断特点:光镜下常见弥漫性系膜增生或局灶节段增生性肾小球肾炎;免疫荧光可见系膜区 IgA 或以 IgA 为主的免疫复合物沉积,这是 IgA 肾病的诊断标志。

### 五、治疗

本病无特殊治疗方法,临床根据患者不同表现及病程,采用不同措施,目的是保护肾功能,减慢病情进展。按照临床分型治疗 IgA 肾病如下。

#### (一)孤立性镜下血尿型

无须特殊治疗,定期随访。

#### (二)反复发作肉眼血尿型

病灶清除如扁桃体切除,可根据蛋白尿的多少使用三联疗法。

#### (三)尿检异常型

使用三联疗法。

#### (四)血管炎型

1.麦考酚酸酯治疗方案

甲泼尼龙静脉滴注冲击治疗 3 天,继以泼尼松 0.6 mg/(kg·d),每 2 周减少

5 mg/d 至 10 mg/d,以后维持此剂量。麦考酚酸酯以 0.5 g,每天 2 次开始给药,依据血药浓度增加至 1.5～2.0 g/d,连续使用 6 个月,以每天 0.75～1 g 剂量维持,总疗程 2 年。

2.环磷酰胺治疗方案

环磷酰胺冲击疗法,每月 1 次,共 6 个月,以后每 3 个月 1 次。总剂量<8 g。环磷酰胺治疗结束后用硫唑嘌呤维持,总疗程 2 年。

5.大量蛋白尿型

泼尼松正规治疗。

6.大量蛋白尿型

低蛋白饮食,使用雷公藤多苷、大黄素、血管紧张素转化酶抑制剂/血管紧张素Ⅱ受体阻滞剂治疗。

7.高血压型

选择使用血管紧张素转化酶抑制剂/血管紧张素Ⅱ受体阻滞剂、钙通道阻滞剂、利尿剂种类的降压药,蛋白尿>1.5 g/24 h 的病例可合用雷公藤多苷片。

## 六、护理评估

(1)水肿:患者眼睑及双下肢水肿。

(2)血尿:肉眼血尿或镜下血尿。

(3)蛋白尿:泡沫尿、尿蛋白。

(4)上呼吸道感染:扁桃体炎、咽炎等。

(5)高血压。

## 七、护理措施

### (一)病情观察

(1)意识状态、呼吸频率、心率、血压、体温。

(2)肾穿刺术后观察患者的尿色、尿量,有无腰痛、腹痛,有无出血。

(3)有无担忧、焦虑、自卑异常心理。

(4)观察患者水肿变化:详细记录 24 小时出入量,每天记录腹围、体重,每周送检尿常规 2～3 次。

(5)严重水肿和高血压时需卧床休息,一般无须严格限制活动,根据病情适当安排文娱活动,使患者精神愉快。

### (二)症状护理

(1)监测生命体征、血压及用药反应。注意观察有无出血及感染现象。

（2）观察疼痛的性质、部位、强度、持续时间等，解释疼痛的原因。协助患者变换体位以减轻疼痛。让患者听音乐，与人交谈来分散注意力以减轻疼痛。遵医嘱给予镇痛药并观察疗效及不良反应。

（3）长时间卧床休息时注意皮肤的护理，预防压疮的出现，肾穿刺后 4～6 小时，在医师允许的情况下可翻身侧卧。

（4）观察尿色，如有血尿，立即告知医师，遵医嘱给予止血药物。

（5）观察患者排尿情况，对排尿困难的患者先给予诱导排尿，如仍排不出，可给予导尿。

**（三）一般护理**

（1）患者要注意休息：卧床休息可以松弛肌肉有利于疾病的康复。剧烈活动可见血尿，因刚烈活动时，肾脏血管收缩，导致肾血流量减少，氧供应暂时不足，导致肾小球毛细血管的通透性增加，从而引起血尿，使原有血尿加重。

（2）每天监测血压：密切观察血压、水肿、尿量变化，一旦血压上升、尿量减少时，应警惕慢性肾衰竭。

（3）观察疼痛的性质、部位、强度及持续时间等。疼痛严重时可局部热敷或理疗。

（4）加强锻炼：锻炼身体，增强体质，预防感冒。积极预防感染和疮疖等皮肤疾病。

（5）注意扁桃体的变化：急性扁桃体炎能诱发血尿的发作，扁桃体摘除后血尿明显减少，蛋白尿降低，血清中的 IgA 水平也降低。

（6）注意病情的变化：①观察水肿的程度、部位、皮肤情况；②观察水肿的伴随症状，如倦怠、乏力、高血压、食欲缺乏、恶心、呕吐；③观察尿量、颜色，饮水量的变化，经常监测尿镜检或尿沉渣分析的指标。

（7）注意避免使用对肾脏有损害的药物。

# 第五节　糖尿病肾病

糖尿病肾病是糖尿病患者最重要的合并症之一。

## 一、病因及发病机制

糖尿病肾病病因和发病机制不清楚。目前认为是多因素参与,在一定的遗传背景及部分危险因素的共同作用下致病。

### (一)遗传因素

男性发生糖尿病肾病的比例较女性高;来自美国的研究发现在相同的生活环境下,非洲及墨西哥裔较白人更易发生糖尿病肾病;同一种族中,某些家族易患糖尿病肾病,凡此种种均提示遗传因素存在。1 型糖尿病中 40%～50%发生微量清蛋白尿,2 型糖尿病在观察期间也仅有 20%～30%患者发生糖尿病肾病,均提示遗传因素可能起重要作用。

### (二)肾脏血流动力学异常

糖尿病肾病早期就可观察到肾脏血流动力学异常,表现为肾小球高灌注和高滤过,肾血流量和肾小球滤过率升高,且增加蛋白摄入后升高的程度更显著。

### (三)高血糖造成的代谢异常

血糖过高主要通过肾脏血流动力学改变及代谢异常引致肾脏损害,其中代谢异常导致肾脏损害的机制如下。

(1)肾组织局部糖代谢紊乱,可通过非酶糖基化形成糖基化终末代谢产物。

(2)多元醇通路的激活。

(3)二酰基甘油-蛋白激酶 c 途径的激活。

(4)己糖胺通路代谢异常。

上述代谢异常除参与早期高滤过,更为重要的是促进肾小球基底膜增厚和细胞外基质蓄积。

### (四)高血压

几乎任何糖尿病肾病均伴有高血压,在 1 型糖尿病肾病高血压与微量清蛋白尿平行发生,而在 2 型糖尿病肾病高血压中则常在糖尿病肾病发生前出现。血压控制情况与糖尿病肾病发展密切相关。

### (五)血管活性物质代谢异常

糖尿病肾病的发生、发展过程中可有多种血管活性物质的代谢异常。其中包括内皮素、前列腺素和生长因子等代谢异常。

## 二、临床表现和疾病分期

糖尿病肾病是糖尿病全身微血管病性合并症之一,因此发生糖尿病肾病时也往往同时合并其他器官或系统的微血管病如糖尿病视网膜病变和外周神经病变。1型糖尿病患者发生糖尿病肾病多在起病 10～15 年,而 2 型糖尿病患者发生糖尿病肾病的时间则短,与年龄大、同时合并较多其他基础疾病有关。根据糖尿病肾病的病程和病理生理演变过程,建议把糖尿病肾病分为以下 5 期。

**(一)肾小球高滤过和肾脏肥大期**

这种初期改变与高血糖水平一致,血糖控制后可以得到部分缓解。本期没有病理组织学损伤。

**(二)正常清蛋白尿期**

肾小球滤过率高出正常水平。肾脏病理表现为肾小球基底膜增厚,系膜区基质增多,运动后尿清蛋白排出率升高($>20~\mu g/min$),休息后恢复正常。如果在这一期能控制好血糖,患者在该期可以长期稳定。

**(三)早期糖尿病肾病期**

早期糖尿病肾病期又称"持续微量清蛋白尿期",肾小球滤过率开始下降到正常。肾脏病理出现肾小球结节样病变和小动脉玻璃样变。尿清蛋白排出率持续升高至 $20\sim200~\mu g/min$ 从而出现微量清蛋白尿。本期患者血压升高。经血管紧张素转化酶抑制剂/血管紧张素 II 受体阻滞剂治疗,可减少尿清蛋白排出,延缓肾脏病进展。

**(四)临床糖尿病肾病期**

病理上出现典型的 K-W 结节。持续性大量清蛋白尿(尿清蛋白排出率$>200~\mu g/min$)或蛋白尿$>500~mg/d$,约 30% 患者可出现肾病综合征,肾小球滤过率持续下降。该期的特点是尿蛋白不随肾小球滤过率下降而减少。患者一旦进入 IV 期,病情往往进行性发展,如不积极加以控制,肾小球滤过率将平均每月下降 1 mL/min。

**(五)终末期肾衰竭**

肾小球滤过率$<10~mL/min$。尿蛋白量因肾小球硬化而减少。尿毒症症状明显,需要透析治疗。

以上分期主要基于 1 型糖尿病肾病,2 型糖尿病肾病则不明显。

蛋白尿与糖尿病肾病进展关系密切。微量清蛋白尿不仅表示肾小球滤过屏障障碍,同时还表示全身血管内皮功能障碍并发现其与心血管并发症密切相关。

糖尿病肾病的肾病综合征与一般原发性肾小球疾病相比,其水肿程度常更明显,同时常伴有严重高血压。由于本病肾小球内毛细血管跨膜压高,加之肾小球滤过膜蛋白屏障功能严重损害,因此部分终末期肾衰竭患者亦可有大量蛋白尿。

### 三、辅助检查

#### (一)尿糖定性

尿糖定性是筛选糖尿病的一种简易方法,但在糖尿病肾病可出现假阴性或假阳性,故测定血糖是诊断的主要依据。

#### (二)尿清蛋白排泄率

尿清蛋白排泄率是诊断早期糖尿病肾病的重要指标,正常值为 20～200 μg/min;当尿清蛋白排泄率持续＞200 μg/min 或常规检查尿蛋白阳性(尿蛋白定量＞0.5 g/24 h)即诊断为糖尿病肾病。

#### (三)尿沉渣

一般改变不明显,较多白细胞时提示尿路感染;有大量红细胞时提示可能有其他原因所致的血尿。

#### (四)尿素氮、肌酐

糖尿病肾病晚期内生肌酐清除率下降和血尿素氮、肌酐增高。

#### (五)核素肾动态肾小球滤过率(肾小球滤过率)

肾小球滤过率增加;B超测量肾体积增大符合早期糖尿病肾病。在尿毒症时肾小球滤过率明显下降,但肾脏体积往往无明显缩小。

### 四、治疗

糖尿病肾病治疗依不同病期而异,临床上主要针对以下几个方面。

#### (一)控制血糖

糖基化血红蛋白应尽量控制在 7.0% 以下。严格控制血糖可部分改善异常的肾血流动力学;至少在 1 型糖尿病可以延缓微量清蛋白尿的出现;减少已有微量清蛋白尿者转变为明显临床蛋白尿。

#### (二)控制血压

糖尿病肾病中高血压不仅常见,同时是导致糖尿病肾病发生和发展的重要因素。降压药物首选血管紧张素转化酶抑制剂或血管紧张素Ⅱ受体阻滞剂。

该类药物具有改善肾内血流动力学,减少尿蛋白排出,抑制系膜细胞、成纤维细胞和巨噬细胞活性,改善滤过膜通透性等药理作用。即使在全身血压正常的情况下也可产生肾脏保护功能,且不依赖于降压后血流动力学的改善。

### (三)饮食疗法

高蛋白饮食加重肾小球高灌注、高滤过,因此主张以优质蛋白为原则。蛋白质摄入应以高生物效价的动物蛋白为主,早期即应限制蛋白质摄入量 0.8 g/(kg·d),对已有大量蛋白尿和肾衰竭的患者可降低至 0.6 g/(kg·d)。中晚期肾功能损伤患者,宜补充 α-酮酸。另外,有人建议多食用鱼肉和鸡肉,并加用多不饱和脂肪酸。此外也不必过分限制植物蛋白如大豆蛋白的摄入。

### (四)终末期肾脏病的替代治疗

进入终末期肾衰竭患者可行肾脏替代治疗,但其预后较非糖尿病患者差。

糖尿病肾病患者本身的糖尿病并发症多见,尿毒症症状出现较早,应适当放宽肾脏替代治疗的指征。一般内生肌酐清除率降至 10～15 mL/min 或伴有明显胃肠道症状、高血压和心力衰竭不易控制者即可进入维持性透析。血液透析与腹膜透析的长期生存率相近,前者利于血糖控制、透析充分性较好,但动静脉内瘘难建立,透析过程中易发生心脑血管意外;后者常选用持续不卧床腹膜透析,其优点在于短期内利于保护残存肾功能,不必应用抗凝剂,故在已有心脑血管意外的患者也可施行,但以葡萄糖作为渗透溶质使患者的血糖水平难以控制。

### (五)器官移植

对终末期糖尿病肾病的患者,肾移植是目前最有效的治疗方法。糖尿病肾病患者移植肾存活率仍比非糖尿病患者低 10%。单纯肾移植并不能防止糖尿病肾病再发生,也不能改善其他的糖尿病合并症。胰、肾双器官联合移植有可能使患者糖化血红蛋白和血肌酐水平恢复正常,并改善其他糖尿病合并症,因此患者的生活质量优于单纯肾移植者。

## 六、护理诊断

### (一)营养失调

营养失调与糖代谢紊乱、蛋白丢失、低蛋白血症有关。

### (二)活动无耐力

活动无耐力与贫血、水肿、血压高等因素有关。

### (三)有感染的危险

感染的危险与皮肤水肿,蛋白丢失致机体营养不良、透析等因素有关。

### 七、护理目标

(1)维持正常糖代谢,科学进食,营养状况逐步改善。

(2)活动耐力增加,能自理日常生活。

(3)无感染发生或发生感染时被及时发现和处理。

### 八、护理措施

**(一)营养失调:低于机体需要量**

**1.饮食护理**

合适的饮食有利于减轻肾脏负担,控制高血糖和减轻低血糖。护土应向患者及家属介绍饮食治疗的目的和必要性,并制订详细的饮食方案。

(1)蛋白质的摄入:限制蛋白饮食可减少尿蛋白,对于蛋白尿基线水平较高者尤其明显。对肾小球滤过率已下降的患者,蛋白质摄入应给予 0.6 g/(kg・d),并适当配合必需氨基酸治疗。若患者合并蛋白尿,应根据尿蛋白丢失量适当增加蛋白质的摄入量;若患者开始透析治疗,应进食透析饮食,按要求增加蛋白量。

(2)脂肪的摄入:应以富含多聚不饱和脂肪酸的食物为主,如植物油及鱼油,脂肪的摄入约占总热量的 30%。

(3)热量的摄入:患者每天的饮食中总热量基本与非糖尿病肾病患者相似,除非是肥胖患者,一般患者应保证每天 125.5～146.4 kJ/kg 的热量,防止营养不良。其中蛋白质占总热量的 15%～20%,脂肪占总热量的 20%～30%,糖类及其他物质占总热量的 55%～60%。

(4)限制盐的摄入:高盐饮食与蛋白尿加重相关,控制饮食中盐摄入量,可改善蛋白尿。低盐饮食降低蛋白尿与血压降低及肾脏血流动力学改善有关。对于服用血管紧张素转化酶抑制剂、血管紧张素Ⅱ受体阻滞剂等药物的患者,低盐饮食可增加这些药物的降尿蛋白作用,还具有独立于降压作用以外的降蛋白作用。盐应少于 6 g/d,出现肾功能不全时应降至 2 g/d。同时注意补充 B 族维生素、维生素 C、维生素 A 等,选用含 B 族维生素的食品,如豌豆、生花生仁、干酵母等。患高钾血症的患者还要避免摄入含钾高的食物,限制含磷丰富的食物,禁烟戒酒,保持大便通畅。

**2.活动指导**

适当的有氧运动可有利于控制体重,改善血糖和血脂代谢紊乱,减轻患者的心理压力,提高患者的自信心和舒适感。

**3.用药护理**

指导患者或家属掌握所服用降糖、降压药物的作用、不良反应及注意事项等,注射胰岛素的患者必须按时进食,以免发生低血糖。注意监测血糖、血压动态变化及有无身体不适等状况。出院后按要求定期进行门诊复诊。

**(二)活动无耐力**

(1)评价患者日常活动耐受状况:患者有无心悸、头晕,活动后有无乏力、心累、胸痛、血压升高等状况。

(2)制订规律健康的生活方式,保证休息,避免劳累。当病情较重、有心力衰竭等情况时,应绝对卧床休息,保证环境安静,并做好患者的生活护理,特别是水肿患者的皮肤护理。

(3)详细记录 24 小时液体出入量,指导患者限制液体摄入量,控制水的入量<1 500 mL/d。记录白天与夜间尿量,定期测量体重及腹围,为治疗提供信息和依据。

(4)用药护理;遵医嘱用药,做好用药前知识宣教,注射胰岛素的患者必须按时进食,以免发生低血糖。加强用药后的观察,出现不良反应时及时请示医师并及时处理。

**(三)有感染的危险**

应积极采取各项措施预防感染的发生。

(1)加强患者的营养监测,保证科学、合理的饮食供给。

(2)加强皮肤护理,指导患者穿着棉质宽松的衣物和宽松的鞋子,积极防范糖尿病足的发生,特别做好水肿部位皮肤保护,以及口腔和会阴部位皮肤、黏膜的清洁卫生。

(3)尽量不用热水袋取暖,气温低需要用时,嘱患者特别小心,避免烫伤。

(4)避免去人多的公共场所,住院期间要保证病房空气清新,定时开窗通风,指导有效的呼吸和咳嗽。

# 第七章　普外科护理

## 第一节　急性乳腺炎

急性乳腺炎是乳腺的急性化脓性感染,多由乳汁淤积与细菌入侵所致,患者多为产后哺乳的妇女,尤其以初产妇更为多见,往往发生在产后 3～4 周。临床多以乳房疼痛、局部红肿、发热等急性化脓性感染症状为主。

### 一、病因及发病机制

#### (一)乳头皲裂

通常是由哺乳姿势不正确,婴儿未将乳头及大部分乳晕含唁在口内,且固定于一侧的哺乳时间过长所致。

#### (二)乳腺管阻塞

常见于继发性的乳汁淤积,不完全吸空乳房、不规律性经常哺乳及乳房局部受压是其主要原因。另外,初产妇的乳汁中含有较多的脱落上皮细胞,更容易引起乳腺管的阻塞,使乳汁淤积加重。

#### (三)细菌入侵

急性乳腺炎主要的病原菌是金黄色葡萄球菌,少见于链球菌。

(1)细菌可直接经乳管侵入,因由乳汁淤积潴留,容易感染。因潴留的乳汁易分解,分解的产物为酸性不仅对乳腺管有刺激,而且是细菌繁殖很好的培养基。

(2)细菌可通过乳头小创口或裂缝进入,经淋巴管侵入乳叶间质形成蜂窝织炎。

(3)产褥期产妇身体其他部位感染的病原菌,可经血液循环引起乳腺感染。

(4)另一条感染途径是由婴儿体内的病原菌在哺乳时直接沿乳腺管逆行侵入乳腺小叶,在淤积的乳汁中生长繁殖引起乳腺感染。

**(四)乳汁淤积**

(1)初产妇哺乳无经验,乳汁多,婴儿往往不能把乳汁吸尽,致使有多余的乳汁淤积在腺小叶中,有利于细菌生长繁殖。初产妇的乳汁中含有比较多的脱落上皮细胞,易引起乳腺管的堵塞,使乳汁淤积加重。乳汁的淤积促使急性炎症发生。

(2)初产妇如孕期不经常擦洗乳头,上皮脆弱,小儿吸吮时间过长,乳头表皮浸软,易发生皲裂,发生皲裂后婴儿吸吮引起母亲剧烈疼痛,影响充分哺乳,乳房不易排空,乳汁易淤积。此外,乳头发育不良、短平、内陷等,乳汁更易淤积。

## 二、临床表现

**(一)症状**

(1)哺乳期乳腺炎以初产妇多见,多发生在产后 3~4 周,也可发生于断奶时,6 个月后婴儿已长牙,易致乳头损伤。

(2)患者感觉乳房疼痛、局部红肿、发热。

(3)一般起初呈蜂窝织炎表现,数天后形成脓肿。

(4)可形成乳房后脓肿,严重者可并发脓毒症。

(5)非哺乳期乳腺炎的发病高峰在 20~40 岁,50% 以上患者为未婚未育的年轻女性。非哺乳期乳腺炎囊括了婴儿期、青春期、绝经期和老年期。

(6)乳房痛,脓肿形成,全身炎症反应轻。

(7)常有乳房反复炎症及疼痛史,可有反复手术引流史。

**(二)体征**

1.哺乳期乳腺炎

(1)乳房局部红肿,压痛。

(2)随着炎症发展,患者可有寒战、高热、脉搏加快等表现。

(3)常有患侧淋巴结肿大、压痛。

(4)形成脓肿后,脓肿可以是单房或多房性,可向外溃破。

2.非哺乳期乳腺炎

(1)非哺乳期乳腺炎是一种非细菌性、有自愈过程的炎症。

(2)乳房压痛,脓肿形成。

(3)部分病例脓肿可自行穿破、流脓。

(4)全身反应较轻。

(5)瘘管可与乳头附近的输乳管相通,经久不愈,严重者多发瘘管及乳房变形。

### 三、辅助检查

#### (一)血常规检查

白细胞计数明显增高,有核左移表现。

#### (二)B超检查

初期无明显变化,疾病进展可有脓腔形成,甚至形成乳房后脓肿。

#### (三)细针穿刺活检和病理学检查

在压痛最明显的炎症区域进行穿刺,抽到脓液表示脓肿已形成,病理学以脓细胞为主,脓液应做细菌培养及药物敏感试验。

### 四、治疗

#### (一)非手术治疗

1.哺乳期乳腺炎

原则是消除感染、排空乳汁。有蜂窝织炎表现而未形成脓肿前,应用抗生素可获得良好的效果。

(1)主要病原菌为金黄色葡萄球菌,可不必等待细菌培养结果,应用青霉素治疗。

(2)若患者青霉素过敏,则应用红霉素。

(3)如果治疗后病情无明显改善,应重复穿刺证明有无脓肿形成,并根据细菌培养结果指导用药。

2.非哺乳期乳腺炎

根据临床表现选择治疗方案,有感染时,可应用抗生素治疗。

#### (二)手术治疗

1.哺乳期乳腺炎

脓肿形成后,主要治疗措施是及时做脓肿切开引流。

2.非哺乳期乳腺炎

脓肿形成可行脓肿引流术加扩创。反复手术引流复发者可考虑做皮下乳房切除术或全乳切除术。部分年轻患者可同期或择期选择做乳房再造术。

### 五、护理措施

#### (一)饮食与休息

指导患者进食含有高热量、高蛋白、高维生素、低脂肪且易消化的流质和半流质食物,鼓励患者多饮水,以增强自身的抵抗力,全身症状重者应静脉输液,患者应卧床休息。保持室内通风,室温控制在 18~22 ℃,湿度在 50%~60%。

#### (二)对症护理

高热时及时给予降温。出汗后及时更换衣服,以防感冒。患者出现寒战时给予保暖,加盖棉被、毛毯或使用热水袋、饮热开水等。

#### (三)病情观察

定时监测生命体征的变化,了解白细胞计数及分类变化,必要时做血液或脓液细菌培养及药物敏感试验。

#### (四)控制感染

遵医嘱早期应用抗生素,并注意观察用药效果和不良反应。

#### (五)患侧乳房的护理

(1)促使乳汁通畅排出,患乳暂停哺乳,定时使用吸乳器吸净积乳。

(2)促进乳房血液循环,减轻疼痛,指导患者使用合适的乳罩托起乳房,并减少对患侧乳房的触碰。

(3)炎症初期应做局部物理疗法及药物外敷,促使炎症消散或局限。脓肿形成后,协助医师进行脓肿切开引流术,术后保持引流通畅,注意观察引流液的量和性质,并及时更换敷料。

# 第二节 乳 腺 癌

乳腺癌是乳腺上皮细胞在多种致癌因子的作用下,发生增殖失控的现象,是女性常见的恶性肿瘤之一,发病率位居女性恶性肿瘤的首位,严重危害妇女的身心健康。

### 一、病因

乳腺癌的病因尚不清楚,到目前为止科学家还未找到乳腺癌的确切致癌原因,但已经发现诸多与乳腺癌发病有关的高危因素。随着乳腺癌高危因素不断积聚,其患病风险不断增大。

#### (一)基本病因

乳腺是多种内分泌激素的靶器官,其中雌酮及雌二醇与乳腺癌的发病有直接关系。月经初潮年龄早(<12 岁)、绝经年龄晚(>55 岁)、不孕及初次生育年龄晚(>30 岁)、哺乳时间短、停经后进行雌激素替代疗法等,均可增加或延长体内雌激素的暴露,与乳腺癌发病密切相关。

此外,遗传因素也是乳腺癌发病的高危因素。一级亲属(如父母、子女及兄弟姐妹)中有乳腺癌病史者,发病风险是普通人群的 2~3 倍。

#### (二)诱发因素

除上述高危因素外,尚有一些生活方式与乳腺癌的发病有一定的关系,例如营养过剩、肥胖、高脂饮食、过度饮酒等会增加乳腺癌的发病率。

### 二、临床表现

#### (一)乳房肿块

乳房肿块是乳腺癌早期最常见的症状。将乳腺以十字交叉分区,肿块常位于外上限,多为单侧单发,质硬,边缘不规则,表面欠光滑,不易被推动。大多数乳腺癌为无痛性肿块,少数病例伴有不同程度的隐痛或刺痛。

#### (二)乳房皮肤异常

乳房肿块常易侵犯周围局部组织,出现多种体征。当肿块侵犯腺体与皮肤之间的韧带,可牵拉皮肤形成凹陷,状如酒窝,故称"酒窝征"。当癌细胞阻塞了淋巴管,可造成淋巴水肿,乳腺皮肤呈橘皮样改变,又称"橘皮征"。当癌细胞浸润到皮内生长,可在主病灶周围形成散在的皮肤硬性结节,即"皮肤卫星结节"。

特殊类型的乳腺癌,如炎性乳腺癌,乳房皮肤表现为红肿、增厚、变硬,出现橘皮样外观,逐渐变成似淤血的紫红色。

#### (三)乳头、乳晕异常

当肿块侵犯乳头或乳晕下区时,可因牵拉乳头,使其凹陷、偏向,甚至完全缩入乳晕后方。

特殊类型的乳腺癌,如乳头湿疹样癌,表现为单侧乳头、乳晕及其周围皮肤瘙痒,出现红色斑片状湿疹样外观,表面多有渗出结痂或角化脱屑,严重时可形成溃疡。

### (四)乳头溢液

部分乳腺癌患者在非生理状态下(如妊娠和哺乳期),单侧乳房可出现乳头溢液,液体的性质多为血性、浆液性或水样。

### (五)腋窝淋巴结肿大

当乳腺癌发生癌细胞脱落,可侵犯周围淋巴管,并向其局部淋巴引流区转移。初期患者多表现为同侧腋窝淋巴结肿大,肿大的淋巴结尚可活动。

随后,淋巴结由小变大、由少变多,最后相互融合固定。当病情继续发展,可在锁骨上和对侧腋窝摸到转移的淋巴结。

## 三、辅助检查

### (一)体格检查

用于乳腺癌的初筛,判断初诊患者是否存在乳房异常迹象(如乳房肿块、乳房皮肤改变、乳头溢液等),以及淋巴结的情况。后期需结合其他辅助检查结果进行诊断。

### (二)影像学检查

#### 1.乳腺钼靶检查

广泛用于乳腺癌的筛查,其优势在于看钙化灶,尤其是一些细小钙化灶(可能是极早期乳腺癌的表现)。

#### 2.乳腺超声检查

用于乳腺癌的诊断及鉴别诊断,能够对肿块的性质做出判断。对于年轻、妊娠、哺乳期妇女,可作为首选的影像学检查。

#### 3.乳腺磁共振成像检查

乳腺磁共振成像用于乳腺癌的分期评估,对发现微小病灶、多中心、多病灶及评价病变范围有优势。

### (三)组织活检

用于疑似乳腺癌,影像学又不能明确的患者,可将肿块连同周围乳腺组织一同切除,做组织病理学检查。

除了直接切除,还可以在超声引导下对肿块穿刺,取出少量肿块组织进行病理学检查。

### (四)乳腺癌肿瘤标志物检查

常见检查指标包括血清癌胚抗原、血清癌抗原125等,为确诊乳腺癌提供补充依据,以及对术后复发、转移情况进行监控。

### 四、治疗

#### (一)手术治疗

**1.手术治疗原则**

乳腺癌手术范围包括乳腺和腋窝淋巴结两部分。乳腺手术有肿瘤扩大切除术和全乳切除术。腋窝淋巴结可行前哨淋巴结活检和腋窝淋巴结清扫,除原位癌外,均需了解腋窝淋巴结状况。选择手术术式应综合考虑肿瘤的临床分期和患者的身体状况。

**2.乳腺手术**

(1)乳房切除手术:适应证为 TNM 分期中 0、Ⅰ、Ⅱ期及部分Ⅲ期且无手术禁忌证的患者。主要采用的是乳腺癌改良根治术。

(2)保留乳房手术:严格掌握保乳手术适应证。实施保乳手术应具备保乳手术切缘的组织学检查设备与技术,保证切缘阴性;保乳术后放射治疗的设备与技术。保乳手术适用于患者有保乳意愿,乳腺肿瘤可以完整切除,达到阴性切缘,并可获得良好的美容效果。年轻不作为保乳手术的禁忌证,≤35 岁的患者有相对较高的复发和再发乳腺癌的风险,在选择保乳时,应向患者充分交代可能存在的风险。

#### (二)放射治疗

**1.早期乳腺癌保乳术后放射治疗**

原则上所有保乳手术后的患者均需要进行放射治疗,可选择常规放射治疗或适形调强放射治疗。70 岁以上、TNM 分期为Ⅰ期、激素受体阳性的患者可以考虑选择单纯内分泌治疗。

**2.乳腺癌改良根治术后放射治疗**

对术后全身治疗包括化疗和/或内分泌治疗,有高危因素存在时,需在术后行放射治疗。

**3.乳腺癌新辅助化疗后、改良根治术后放射治疗**

放射治疗指征与未接受新辅助化疗者相同。

**4.乳腺癌根治术或改良根治术后局部区域复发的放射治疗**

胸壁和锁骨上淋巴引流区是乳腺癌根治术或改良根治术后复发最常见的部位。胸壁单个复发原则上手术切除肿瘤后进行放射治疗;若手术无法切除,应先进行放射治疗。既往未做过放射治疗的患者,放射治疗范围应包括全部胸壁和锁骨上/下区域。锁骨上复发的患者如既往未进行术后放射治疗,照射靶区需包括患侧全胸壁。如腋窝或内乳淋巴结无复发,无须预防性照射腋窝和内乳区。既往做过放射治疗的复发患者,必要时设小野局部照射。局部区域复发患者在治疗前需取得复发灶的细胞学或组织学诊断。

**(三)化疗**

**1.晚期乳腺癌化疗**

(1)符合下列某一条件的患者首选化疗:①年龄<35 岁;②疾病进展迅速,需要迅速缓解症状;③存在有症状的内脏转移。

(2)化疗药物与方案:①多种药物对于治疗乳腺癌均有效,其中包括蒽环类、紫杉类、长春瑞滨、卡培他滨、吉西他滨、铂类药物等。②应根据患者特点、治疗目的,制订个体化方案。③序贯单药化疗适用于转移部位少、肿瘤进展较慢、无重要器官转移的患者,注重考虑患者的耐受性和生活质量。④联合化疗适用于病变广泛且有症状,需要迅速缩小肿瘤的患者。⑤既往使用过的化疗药物应避免再次使用。

**2.新辅助化疗**

新辅助化疗是指为降低肿瘤临床分期,提高切除率和保乳率,在手术或手术加局部放射治疗前,首先进行全身化疗的一种治疗方法。

(1)适应证:①临床分期为ⅢA(不含 $T_3$,$N_1$,$M_0$)、ⅢB、ⅢC;②临床分期为ⅡA、ⅡB、ⅢA(仅 $T_3$,$N_1$,$M_0$)期,除了肿瘤大小以外,符合保乳手术的其他适应证。

(2)化疗方案:术后辅助化疗方案均可应用于新辅助化疗,推荐含蒽环类和/或紫杉类药物的联合化疗方案。

**(四)内分泌治疗**

**1.晚期乳腺癌的内分泌治疗**

(1)首选内分泌治疗的适应证:①患者年龄>35 岁;②无病生存期>2 年;③仅有骨和软组织转移;④或存在无症状的内脏转移。

(2)药物选择与注意事项:①根据患者月经状态选择适当的内分泌治疗药物。一般绝经前患者优先选择他莫昔芬(三苯氧胺),亦可联合药物或手术去势。

绝经后患者优先选择第三代芳香化酶抑制剂,通过药物或手术达到绝经状态的患者也可以选择芳香化酶抑制剂。②他莫昔芬和芳香化酶抑制剂失败的患者,可以考虑换用其他内分泌药物。

2.辅助内分泌治疗

(1)适应证:激素受体阳性的早期乳腺癌。

(2)药物选择与注意事项:①绝经前患者辅助内分泌治疗首选他莫昔芬。②绝经前高复发风险的患者,可以联合卵巢抑制/切除。③他莫昔芬治疗期间,如果患者已经绝经,可以换用芳香化酶抑制剂。④绝经后患者优先选择第三代芳香化酶抑制剂,建议起始使用。⑤不能耐受芳香化酶抑制剂的绝经后患者,仍可选择他莫昔芬。⑥术后辅助内分泌治疗的治疗期限为5年。⑦针对具有高复发危险因素的患者,可以延长内分泌治疗时间,延长用药仅针对第三代芳香化酶抑制剂。⑧激素受体阴性的患者,不推荐进行辅助内分泌治疗。

**(五)靶向治疗**

目前,针对HER-2阳性的乳腺癌患者可进行靶向治疗,主要药物是曲妥珠单克隆抗体。

**五、护理措施**

**(一)饮食护理**

进食富含高蛋白、高热量、维生素和膳食纤维的食物,避免高脂肪饮食,戒烟戒酒,禁服含雌激素的保健品。

**(二)休息和体位**

自动体位,适当活动。

**(三)用药护理**

(1)静脉输注化疗药物前给患者讲解应用中心静脉置管的必要性。拒绝中心静脉置管者要签署《化疗药物外周静脉滴注同意书》,并告知可能出现的不良反应及后果。

(2)化疗时按药物使用说明的要求调节滴速,加强巡视,防止药物外渗。

(3)密切观察和发现化疗药物的毒性反应,及时给予处理。

(4)遵医嘱应用止痛药物、靶向药物、内分泌药物,并指导用药方法,观察药物作用及不良反应情况。

**(四)放疗护理**

(1)保护放射野标记的完好。

(2)保护受照射皮肤,内衣宜柔软、宽大、吸湿性强;照射部位忌用肥皂和粗毛巾擦洗;局部不可粘贴胶布或涂抹乙醇及刺激性油膏;避免冷热刺激,避免阳光直射。

(3)放射野皮肤如有红、肿、疼痛、破溃,及时报告医师,给予对症处理。

**(五)家庭护理**

**1.复查**

遵医嘱定期复诊,注意携带胸部影像资料及病历资料。

**2.饮食指导**

进食富含高蛋白、高热量、维生素和膳食纤维的食物,避免高脂肪饮食,戒烟戒酒,禁服含雌激素的保健品。

**3.患肢指导**

(1)根治术后患者,患肢不能采血、注射、静脉输液或测血压。

(2)避免患肢循环不畅,不要在患侧上肢戴过紧的首饰,穿过紧的衣服,患肢避免持物过久或拿重物,避免长时间向下甩臂的动作;做家务时戴手套,避免用过热的水。

(3)如有轻微水肿,可抬高患肢,使用弹力袖套;限制盐的摄入;局部避免过热或受伤,如水肿不缓解或加重,及时就诊。

**4.生活指导**

乳腺癌术后身体恢复后不影响夫妻生活,对有生育要求的患者,术后5年内避免妊娠。

# 第三节　急性阑尾炎

急性阑尾炎是普外科最常见的急腹症,主要表现为转移性右下腹痛、阑尾点压痛及反跳痛,其发病率约为 1/1 000,以青年最为多见,男性多于女性,其比值为(2~3):1。

## 一、病因

### (一)梗阻

阑尾为一细长的管道,仅一端与盲肠相通,一旦梗阻可使管腔内分泌物积存、内压增高,压迫阑尾壁阻碍远侧血运。在此基础上管腔内细菌侵入受损黏膜,易致感染。梗阻为急性阑尾炎发病常见的基本因素。

### (二)感染

其主要因素由阑尾腔内细菌所致的直接感染。阑尾腔因与盲肠相通,因此具有与盲肠腔内相同的以大肠埃希菌和厌氧菌为主的菌种和数量。若阑尾黏膜稍有损伤,细菌侵入管壁,引起不同程度的感染。

### (三)其他

急性阑尾炎发病与饮食习惯、便秘和遗传等因素有关。

## 二、临床表现与体征

### (一)临床表现

1.腹痛

腹痛是急性阑尾炎最常见的症状。70%~80%患者可出现典型的转移性右下腹痛,即腹痛发作始于上腹,逐渐移向脐部,6~8小时转移并局限在右下腹,但也有部分患者发病时即出现右下腹痛。

不同病理类型的阑尾炎,其腹痛也有差异,单纯性阑尾炎可表现为轻度隐痛;化脓性阑尾炎可表现为阵发性腹痛和剧痛;坏疽性阑尾炎呈持续性剧烈腹痛;穿孔性阑尾炎因阑尾腔压力骤降,腹痛可暂时性缓解,但出现腹膜炎后,腹痛又持续加剧。

不同位置的阑尾炎,腹痛部位也有区别,盲肠后位阑尾炎可呈右侧腰部疼痛;盆位阑尾炎呈耻骨上区腹痛;肝下区阑尾炎可呈右上腹痛,极少数左位阑尾可出现左下腹痛。

2.胃肠道症状

90%患者可出现各种胃肠道症状,发病早期即可出现厌食、恶心和呕吐症状,少数可发生便秘、腹泻。盆位阑尾炎可因炎症刺激直肠和膀胱引起排便、里急后重等症状;弥漫性腹膜炎可引起麻痹性肠梗阻,出现腹胀、排气及排便减少等症状。

3.全身症状

早期可出现乏力,体温多为正常或低热。炎症加重或合并穿孔可出现高热、寒战、脉速等全身中毒症状。如发生化脓性门静脉炎可出现寒战、高热和轻度黄疸。

**(二)体征**

1.右下腹压痛

右下腹压痛是急性阑尾炎最常见的体征。压痛点通常位于麦氏点,可随阑尾位置的变异而改变,但压痛点始终在一个固定的位置上。发病早期腹痛尚未转移至右下腹时,右下腹即可出现固定压痛,且压痛的程度与病变程度相关。当炎症加重时,压痛的范围也随之扩大;当阑尾穿孔时,疼痛和压痛的范围可波及全腹,但此时仍以阑尾所在位置的压痛最明显,可用叩诊来检查更为准确。也可嘱患者左侧卧位,体检效果会更好。老年人对压痛的反应较轻。

2.腹膜刺激征

腹膜刺激征主要包括反跳痛、腹肌紧张、肠鸣音减弱或消失等,提示阑尾炎症加重,可能出现化脓、坏疽或穿孔等病理改变。腹膜炎范围扩大,说明局部腹腔内有渗出或阑尾穿孔。但是儿童、老人、妊娠妇女、肥胖者、虚弱者或盲肠后位阑尾炎患者腹膜刺激征可不明显。

3.右下腹包块

如体检发现右下腹饱满,扪及一压痛性包块,边界不清,固定,应考虑阑尾周围脓肿的诊断。

4.其他辅助性体征

(1)结肠充气试验:患者仰卧位,用右手压住左下腹降结肠部,再用左手按压近端结肠,结肠内气体可传至盲肠和阑尾,引起右下腹疼痛者为阳性。

(2)腰大肌试验:患者左侧卧位,将右大腿后伸,引起右下腹疼痛者为阳性,说明阑尾靠近腰大肌处。

(3)闭孔内肌试验:患者仰卧位,将右髋和右膝均屈曲90°,然后被动向内旋转,引起右下腹疼痛者为阳性,提示阑尾位置较低,靠近闭孔内肌。

(4)直肠指诊:如阑尾位于盆腔或阑尾炎症波及盆腔,指诊有直肠右前方触痛。当阑尾穿孔时直肠前壁压痛广泛;当形成阑尾周围脓肿时,有时可触及痛性肿块。

**三、辅助检查**

**(一)实验室检查**

多数急性阑尾炎患者的白细胞计数和中性粒细胞比例升高。白细胞计数升高到$(10\sim20)\times10^9/L$,可发生核左移。单纯性阑尾炎或老年患者,白细胞计数可无明显升高。尿液分析常无异常,如尿液中出现少量红细胞,说明炎性阑尾刺激右侧输尿管或膀胱,有明显血尿说明存在泌尿系统的原发病变。

### (二)影像学检查

**1.腹部 X 线检查**

可见盲肠扩张和液-气平面,如穿孔可见气腹征和横结肠扩张等。

**2.B 超检查**

可显示阑尾呈低回声的管状结构,压之形态不改变,较僵硬,横切面呈同心圆样靶状图形,阑尾周围脓肿时可见包块影。

**3.CT 检查**

可见阑尾增粗、壁厚和周围组织炎性改变等,还可用于发现周围脓肿和炎性肿块,观察腹部和盆腔器官其他病情。

**4.腹腔镜检查**

腹腔镜检查是除手术外诊断阑尾最为肯定的方法。对于有条件的单位,腹腔镜检查也可用于诊断急性阑尾炎并同时做阑尾切除术。

## 四、治疗

### (一)非手术治疗

仅限于单纯性阑尾炎及急性阑尾炎的早期阶段,患者不接受手术治疗、客观条件不允许或伴有其他严重器质性疾病,有手术禁忌证者。主要措施包括卧床、禁食、选择有效的抗生素、补充水和电解质及营养支持。

### (二)手术治疗

绝大多数急性阑尾炎一旦确诊,应早期施行阑尾切除术,手术前应积极准备,补充水、电解质,预防性使用抗生素,有助于预防术后感染的发生。根据不同的病理变化和患者条件,采用不同的手术方式。

**1.急性单纯性阑尾炎**

行阑尾切除术,切口一期缝合。有条件的也可采用经腹腔镜阑尾切除术。

**2.急性化脓性或坏疽性阑尾炎**

行阑尾切除术,腹腔如有脓液,应吸出后清洗,注意保护切口,一期缝合。

**3.穿孔性阑尾炎**

宜采用右下腹经腹直肌切口,利于术中探查和确诊,切除阑尾,清除腹腔脓液或冲洗腹腔,根据情况放置腹腔引流。术中注意保护切口,冲洗切口,行一期缝合。术后注意观察切口,有感染时及时引流。

4.阑尾周围脓肿

阑尾脓肿尚未破溃穿孔时应按急性化脓性阑尾炎处理。如脓肿扩大,无局限趋势,宜先行 B 超检查,确定切口部位后行手术切开引流,并尽量行阑尾切除,再通过"U"字形缝合关闭阑尾开口的盲肠壁,防止肠瘘发生。术后加强支持治疗,合理使用抗生素。

### (三)阑尾切除术的技术要点

1.麻醉

一般采用硬脊膜外麻醉,也可采用局部麻醉。

2.切口选择

一般情况下宜采用右下腹麦氏切口或横切口。如诊断不明确或腹膜炎较广泛,应采用右下腹经腹直肌探查切口,以便术中进一步探查和清除脓液。切口应加以保护,防止被污染。

3.寻找阑尾

一般沿盲肠、回肠末端和回肠系膜追踪至盲肠 3 条结肠带的汇合处即可寻见。如仍未找到阑尾,应考虑盲肠后位阑尾,可用手指探查盲肠后方,或剪开盲肠外侧腹膜,将盲肠外翻即可显露盲肠后方的阑尾。

4.处理阑尾系膜

提取阑尾系膜,于阑尾根部相应位置钳夹、切断系膜后确切结扎或缝扎。如阑尾系膜肥厚或较宽,应分次钳夹、切断后结扎或缝扎系膜。

5.处理阑尾根部

距根部 0.5 cm 处轻轻钳夹阑尾后用丝线结扎阑尾,在距结扎线远侧 0.5 cm 处切断阑尾,残端用碘酊、乙醇涂擦处理,最后于盲肠壁上缝荷包线将阑尾残端埋入。于盲肠壁距阑尾根部周围 1.0 cm 处行浆肌层荷包缝合,勿将阑尾系膜缝在内,针距为 2~3 mm。荷包缝合不宜过大,防止肠壁内翻过多,形成无效腔。最后在无张力情况下将系膜绑扎在盲肠端缝线下覆盖加固。

6.特殊情况下阑尾切除术

(1)阑尾尖端粘连固定:可先将阑尾于根部结扎切断,残端处理后再分段切断阑尾系膜,最后切除整个阑尾。

(2)盲肠后位阑尾,宜剪开侧腹膜,将盲肠向内翻,显露阑尾后将其切除,再将侧腹膜缝合。

（3）盲肠水肿不宜用荷包缝合时,宜用"8"字或"U"字形缝合。

（4）局部渗出或脓液不多,用纱布多次蘸净,不要用生理盐水冲洗,以防炎症扩散。如已穿孔,脓液较多,应彻底清除腹腔脓液或冲洗腹腔并放置引流。

（5）如合并移动盲肠,阑尾切除后,应同时将盲肠皱襞折叠紧缩缝合。

## 五、护理措施

### (一)非手术治疗患者的护理

**1.加强病情观察**

严密观察患者的生命体征、腹痛及腹部体征的情况。如体温升高,脉搏、呼吸增快,提示炎症较重,或炎症已有扩散。

**2.控制感染**

遵医嘱及时使用有效抗生素。

**3.缓解疼痛**

卧床休息,取半卧位,右膝屈曲,该姿势使腹肌松弛,可减轻疼痛。疼痛明显者可遵医嘱给予解痉剂,禁用吗啡或哌替啶,以免掩盖病情。

**4.心理护理**

了解患者及家属的心理反应,适时地给其讲解有关知识,减轻患者对手术的焦虑及恐惧,使其能够积极配合治疗及护理。

**5.对症护理**

禁食,遵医嘱给予静脉输液,保持水、电解质平衡。高热患者可给予物理降温。便秘者禁忌灌肠和使用泻剂。

### (二)手术治疗患者的护理

**1.加强病情观察**

监测生命体征,并准确记录。注意观察患者腹部体征变化。发现异常及时通知医师并配合处理。

**2.体位和活动**

患者术后采取去枕平卧位,全身麻醉清醒或硬膜外麻醉 6 小时后可取半卧位。术后应鼓励患者早期离床活动,以促进肠蠕动恢复,防止肠粘连发生。

**3.饮食护理**

术后禁食、胃肠减压,经静脉补液。待肛门排气后,可进流质食物,避免甜饮料或牛奶。进流质食物后无不适反应,可改进半流质食物,如粥、米糊等,以后逐渐过渡为普食。

**4.切口和引流管护理**

保持切口敷料清洁干燥,及时更换污染敷料,并观察切口愈合情况。

**(三)并发症观察及护理**

**1.腹腔内出血**

由阑尾系膜结扎线脱落,系膜血管出血引起,表现为手术后24小时内腹痛、腹胀,血压进行性下降、脉搏增快、面色苍白。应立即平卧、吸氧、补液、输血,报告医师,做好手术止血准备。

**2.切口感染**

化脓性、坏疽性及穿孔性阑尾炎术后易发生切口感染。手术后2～3天,切口疼痛,局部红肿、压痛,按压有波动感,可确定为切口感染。应报告医师,穿刺抽脓或拆线敞开切口,清除坏死组织和异物,放置引流,定期换药直到愈合。

**3.腹腔脓肿**

常发生于年老体弱,或者穿孔性阑尾炎术中腹腔脓液清理引流不彻底的患者。表现为手术后5～7天体温再次升高,腹痛、腹胀,大便次数增多,伴有里急后重,护理同急性腹膜炎患者的护理。

**4.粪瘘**

多由阑尾残端结扎线脱落、盲肠损伤或并发盲肠结核、癌等引起,很少见。表现为发热、腹痛、切口有气体及粪便样物溢出,不易愈合。应加强皮肤护理,局部可涂氧化锌软膏,防止皮肤糜烂。多数粪瘘经非手术治疗可闭合自愈。如长期不愈合需要进行手术修补。

**5.粘连性肠梗阻**

阑尾切除术后发生肠粘连的机会较多,与局部炎症、手术损伤、异物、术后活动等多种因素有关。手术后应早期离床活动,预防肠粘连的发生。

# 第八章　骨科护理

## 第一节　锁骨骨折

锁骨位于胸廓的顶部前方,全长位于皮下,为上肢带骨与躯干连接的唯一骨性结构。锁骨位在浅表,容易受外力损伤,锁骨骨折是常见的骨折之一,多为横行或短斜行骨折。锁骨中 1/3 骨折最常见,占锁骨骨折总数的 75%～80%。外1/3 骨折较少见,占锁骨骨折总数的 12%～15%。各个年龄段均有发生,在幼年儿童中尤为多见。锁骨骨折预后多良好。

### 一、病因

锁骨骨折多由间接暴力所致。常见于跌仆时肩部着地或以手掌撑地,外力传至锁骨而折断。在极少数情况下,锁骨骨折亦可由直接暴力如棒打、弹伤所致。完全性骨折后,近骨折段因受胸锁乳突肌的牵拉而向上、向后移位。远骨折段因肢体重量作用而向下移位,又因胸大肌、胸小肌、斜方肌、背阔肌的作用向前、向内移位而致断端重叠。

### 二、临床表现

有外伤史,伤后肩锁部疼痛,肩关节活动受限。因锁骨全长位于皮下,骨折后局部有明显肿胀、畸形、压痛,扪诊可摸到移位的骨折端。其典型体征是痛苦表情、头偏向患侧使胸锁乳突肌松弛而减轻疼痛,同时健侧手支托患肢肘部以减轻由上肢重量牵拉引起的疼痛。

诊断骨折的同时,还应检查有无锁骨下动脉、静脉及臂丛神经的损伤,是否合并有气胸。

### 三、辅助检查

本病的辅助检查方法主要是影像学检查,锁骨骨折常发生在中段。多为横断或斜行骨折,内侧断端因受胸锁乳突肌的牵拉常向上、向后移位,外侧端受上肢的重力作用向内、向下移位,形成凸面向上的成角、错位缩短畸形。

#### (一)X 线检查

疑有锁骨骨折时需摄 X 线像确定诊断。

(1)一般中 1/3 锁骨骨折拍摄前后位及向头倾斜 45°斜位像。拍摄范围应包括锁骨全长、肱骨上 1/3、肩胛带及上肺野,必要时需另拍摄胸片。前后位像可显示锁骨骨折的上下移位,45°斜位像可观察骨折的前后移位。

(2)锁骨外 1/3 锁骨骨折中,一般可由前后位及向头倾斜 40°位 X 线像做出诊断。锁骨外端关节面骨折,常规 X 线像有时难以做出诊断,常需摄断层 X 线像或行 CT 检查。

(3)锁骨内 1/3 前后位 X 线像与纵隔及椎体相重叠,不易显示出骨折。拍摄向头倾斜 40°～45°X 线像,有助于发现骨折线。在检查时,不能满足于 X 线正位片未见骨折而诊断为软组织损伤,需仔细检查是否有锁骨内端或对局部骨折征象,以便给予正确的诊断。

#### (二)CT 检查

CT 检查多用于复杂的锁骨骨折,如波及关节面及肩峰的骨折,尤其对关节面的骨折优于 X 线检查。

### 四、治疗

#### (一)幼儿青枝骨折

可仅用三角巾悬吊 3 周。

#### (二)有移位的锁骨骨折

可行手法复位后以"8"字形绷带固定 4 周。复位时,患者取坐位,双手叉腰,挺胸,双肩后伸以使两骨折端接近,术者此时可复位骨折。然后,在双侧腋窝用棉垫保护后以宽绷带做 X 形固定双肩,固定后要密切观察有无血管、神经压迫症状,卧床时应取仰卧位,在肩胛区垫枕使两肩后伸。

#### (三)切开复位内固定

对开放性骨折或合并血管、神经损伤者可行内固定。血管损伤者及不愈合的病例,可行切开复位克氏针内固定。

锁骨骨折绝大多数皆可采用非手术治疗,虽然多数骨折复位并不理想,但一般都可达到骨折愈合的效果。畸形愈合并不影响功能,儿童锁骨骨折日久后,甚至外观可不残留畸形,因此不必为追求解剖复位而反复整复及行手术治疗。

### 五、护理措施

#### (一)非手术治疗及术前护理

**1.心理护理**

青少年及儿童锁骨骨折后,因担心肩部、胸部畸形及影响发育和美观,常会产生焦虑、烦躁心理。应告知其锁骨骨折只要不伴有锁骨下神经、血管损伤,即使是在叠位愈合,也不会影响患侧上肢的功能,局部畸形会随着时间的推移而减轻甚至消失,治疗效果较好,以消除患者心理障碍。

**2.饮食**

给予含有高蛋白、高维生素、高钙及粗纤维的食物。

**3.体位**

局部固定后,宜睡硬板床,取半卧位或平卧位,避免侧卧位,以防外固定松动。平卧时不用枕头,可在两肩胛间垫上一个窄枕,使两肩后伸外展;在患侧胸壁侧方垫枕,以免悬吊的患肢肘部及上臂下坠。

患者初期对去枕不习惯,有时甚至自行改变为卧位,应向其讲清治疗卧位的意义,使其接受并积极配合。告诉患者日间活动不要过多,尽量卧床休息,离床活动时用三角巾或前臂吊带将患肢悬吊于胸前,双手叉腰,保持挺胸、提肩姿势,可缓解对腋下神经、血管的压迫。

**4.病情观察**

观察上肢皮肤颜色是否发白或青紫,温度是否降低,感觉是否麻木。如有上述现象,可能是由"8"字形绷带包扎过紧所致。应指导患者双手叉腰,尽量使双肩外展后伸,如症状仍不缓解,应报告医师适当调整绷带,直至症状消失。"8"字形绷带包扎时禁做肩关节前屈、内收动作,以免腋部血管、神经受压。

**5.功能锻炼**

(1)早、中期:骨折急性损伤经处理2~3天后,损伤反应开始消退,肿胀和疼痛减轻,在无其他不宜活动的前提下,即可开始功能锻炼。

(2)晚期:骨折基本愈合,外固定物去除后进入此期。此期锻炼的目的是恢复肩关节活动度,常用的方法有主动运动、被动运动、助力运动和关节主动牵伸运动。

以上练习的幅度和运动量以不引起疼痛为宜。

### (二)术后护理

**1.体位**

患侧上肢用前臂吊带或三角巾悬吊于胸前,卧位时去枕,在肩胛区垫枕使两肩后伸,同时在患侧胸壁侧方垫枕,防止患侧上肢下坠,保持上臂及肘部与胸部处于平行位。

**2.症状护理**

(1)疼痛:疼痛影响睡眠时,适当给予止痛、镇静剂。

(2)伤口:观察伤口有无渗血、渗液情况。

**3.一般护理**

协助患者洗漱、进食及排泄等,指导并鼓励患者做些力所能及的自理活动。

**4.功能锻炼**

在术后固定期间,应主动进行手指握拳、腕关节的屈伸、肘关节屈伸及肩关节外展、外旋和后伸运动,不宜做肩前屈、内收的动作。

# 第二节　股骨颈骨折

股骨颈骨折是指股骨头下至股骨颈基底部之间的骨折,常见于老年人,尤其是老年女性患者,也可见于中年人或者儿童。损伤的原因是摔倒时扭转伤肢,暴力沿股骨传导至股骨颈,导致股骨颈断裂。

### 一、病因

造成老年人发生股骨颈骨折有两个基本因素,骨质疏松骨强度下降,加之股骨颈上区滋养血管孔密布,均可使股骨颈生物力学结构削弱,使股骨颈脆弱。另外,老年人因髋周肌群退变,反应迟钝,不能有效地抵消髋部有害应力,加之髋部受到应力较大,局部应力复杂多变,因此不需要多大的暴力,如平地滑倒、由床上跌下或下肢突然扭转,甚至在无明显外伤的情况下都可以发生骨折。而青壮年股骨颈骨折,往往由严重损伤如车祸或高处跌落致伤。因过度、过久负重劳动或行走,逐渐发生骨折者,称为疲劳骨折。

### 二、分类及临床表现

#### (一)按骨折线的部位

按骨折线的部位可分为：①头下型；②经颈型；③基底型。

其中，头下骨折因旋股内、外侧动脉的分支受伤重，易致股骨头血供受损，导致股骨头缺血性坏死。

#### (二)按骨折线的方向

按骨折线的方向可分为：①内收型；②外展型。

内收型指两髂嵴连线与骨折线所成角(Pauwels角)＞50°，而外展型则指此角＜50°。后者颈干角增大，骨端嵌插稳定，属稳定型骨折，骨折愈合率高。

#### (三)根据 AO 分型

根据 AO 分型可分为：①$B_1$型，头下型，骨折轻度移位；②$B_2$型，经颈型；③$B_3$型，头下型，明显移位。

#### (四)根据骨折移位程度

根据骨折移位程度可分为：①Garden Ⅰ型，不完全骨折；②Garden Ⅱ型，完全骨折无移位；③Garden Ⅲ型，完全骨折，部分移位；④Garden Ⅳ型，完全骨折，完全移位。

股骨颈骨折患者有受伤病史，伤足成 45°～60°外旋畸形，患髋内收、轻度屈曲、短缩。大粗隆上移并有叩痛，Bryant 三角底边缩短，股骨大转子顶端在 Nelaton 线之上。嵌插型骨折和疲劳型骨折的临床症状不典型，有时患者尚可步行或骑车。

### 三、辅助检查

X 线检查可作为骨折的分类和治疗上的参考。有些无移位的骨折在伤后立即拍摄的 X 线片上看不见骨折线，可行 CT、MRI 检查，或者等 2～3 周后，因骨折处部分骨质发生吸收现象，骨折线才清楚地显示出来。因此，凡在临床上怀疑股骨颈骨折的，虽 X 线片上暂时未见骨折线，仍应按嵌插型骨折处理，2～3 周后再拍片复查。另一种易漏诊的情况是多发损伤，常发生于青年人，由于股骨干骨折等一些明显损伤掩盖了股骨颈骨折，因此对于这种患者一定要注意髋部检查。

### 四、治疗

#### (一)外展型或无明显移位的嵌插型骨折

可持续皮牵引 6～8 周。去牵引后可逐渐练习扶双拐下地，患肢不负重，直至骨折愈合。在牵引及行走时,患髋忌做外旋活动。

**(二)内收型骨折或有移位的股骨颈骨折**

在牵引患肢于外展内旋位,进行内固定,内固定的方法如下。

(1)闭合复位三翼钉内固定已少见使用,现多以多根空心加压螺钉固定。

(2)滑槽加压螺钉加接骨板,如 DHS 板、DCS 板,还有已不常用的角钢板,有加压作用,使骨折线紧密对合,加快骨愈合。

(3)股骨近端髓内固定系统,如第三代 Gamma 钉。

(4)骨圆针内固定:此法更适合青少年病例,有时还须辅以髋"人"字石膏外固定或牵引。

(5)人工股骨头置换术:对年龄＞65 岁、头下型骨折不稳定的患者,或骨折不愈合和股骨头缺血性坏死的患者,如全身情况容许,可做人工股骨头置换。

(6)姑息疗法:对年龄较大,体质较差者可使患肢于中立位皮牵引 3 个月。

**(三)陈旧性股骨颈骨折不愈合**

(1)闭合复位内固定:年龄较大患者仍可采用闭合复位加压螺钉固定。年轻患者可同时行带血管蒂的骨瓣植骨。

(2)截骨术:可行转子间截骨术,改变负重力线,增宽负重面。

(3)人工股骨头置换术。

**五、护理措施**

**(一)非手术治疗及术前护理**

1.心理护理

老年人意外致伤,常常自责,顾虑手术效果,担忧骨折预后,易产生焦虑、恐惧心理。应给予耐心的开导,介绍骨折的特殊性及治疗方法,并给予悉心的照顾,以减轻或消除心理问题。

2.饮食

宜进食富含高蛋白、高维生素、高钙、粗纤维及果胶成分的食物。品种多样,色、香、味俱全,且易消化,以适合老年骨折患者。

3.体位

(1)必须向患者及其家属说明保持正确体位是治疗骨折的重要措施之一,以取得配合。

(2)指导与协助维持患肢于外展中立位:患肢置于软枕或布朗架上,行牵引维持之,并穿防旋鞋;忌外旋、内收,以免重复受伤机制而加重骨折移位;不侧卧;尽量避免搬动髋部,如若搬动,需平托髋部与肢体。

(3)在调整牵引、松开皮套检查足跟及内外踝等部位有无压疮时,或去手术室的途中,均应妥善牵拉以固定肢体;复查 X 线片尽量在床旁,以防骨折或移位加重。

4.维持有效牵引效能

不能随意增减牵引重量,若牵引量过小,不能达到复位与固定的目的;若牵引量过大,可发生移位。

5.并发症的观察与处理

(1)心、脑血管意外及应激性溃疡:老年创伤患者生理功能退化,常合并有内脏疾病,一旦骨折后刺激,可诱发或加重原发病导致脑血管意外、心肌梗死、应激性溃疡等的发生。应多巡视,尤其在夜间。若患者出现头痛、头晕、四肢麻木、表情异常、健肢活动障碍;心前区不适和疼痛、脉搏细速、血压下降;腹部不适、呕血、便血等症状,应及时报告医师进行紧急处理。

(2)便秘,压疮,下肢静脉血栓形成,呼吸系统、泌尿系统感染都要进行相应处理。

6.功能锻炼

骨折复位后,即可进行股四头肌收缩和足趾及踝关节屈伸等功能锻炼。3～4周骨折稳定后可在床上逐渐练习髋、膝关节屈伸活动。解除固定后扶拐不负重下床活动直至骨折愈合。

**(二)术后护理**

1.体位

肢体仍为外展中立位,不盘腿,不侧卧,仰卧时在两大腿之间置软枕或三角形厚垫。各类手术的特殊要求如下。

(1)三翼钉内固定术:术后 2 天可坐起,2 周后坐轮椅下床活动。3～4周可扶双拐下地,患肢不负重,防跌倒。6 个月后去拐,患肢负重。

(2)移植骨瓣和血管束术:术后 4 周内保持平卧位,禁止坐起,以防髋关节活动度过大,造成移植的骨瓣和血管束脱落。4～6周后,帮助患者坐起并扶拐下床做不负重活动。3 个月后复查 X 线片,酌情由轻到重负重行走。

(3)转子间或转子下截骨术:戴石膏下地扶双拐,并用 1 根长布带兜住石膏腿挂在颈部,以免石膏下坠引起不适。

(4)人工股骨头、髋关节置换术:向患者说明正确的卧姿与搬运是减少潜在并发症——脱位的重要措施,帮助其提高认识,并予以详细地指导,以避免置换的关节外旋和内收而致脱位。①置患者于智能按摩床垫上,以减少翻身;②使用简易接尿器以免移动髋关节;③放置便盆时从健侧置盆,以保护患侧;④侧卧时,卧向健侧,并在两腿之间置三角形厚垫或大枕头,也可使用辅助侧卧位的抱枕,使髋关节术后的患者能够在自己随意变换体位时不发生脱位;⑤坐姿:双下肢不交叉,坐凳时让术肢自然下垂,不坐低椅;⑥不屈身向前及向前拾起物件。一旦发生脱位,立即制动,以减轻疼痛和防止发生血管、神经损伤;然后进行牵引、手法复位乃至再次手术。

2.潜在并发症的观察与护理

(1)出血:行截骨、植骨、人工假体转换术后,由于手术创面大,且需切除部分骨质,老年人血管脆性增加、凝血功能低下,易致切口渗血,应严密观察局部和全身情况。①了解术中情况,尤其是出血量;②术后 24 小时内患肢局部制动,以免加重出血;严密观察切口出血量,注意切口敷料有无渗血迹象及引流液的颜色、量,确保引流管不受压、不扭曲,以防积血残留在关节内;③监测神志、瞳孔、脉搏、呼吸、血压、尿量,每小时 1 次,有条件者使用床旁监护仪,警惕失血性休克。

(2)切口感染:多发生于术后近期,少数于术后数年发生深部感染,后果严重,甚至需取出置换的假体,因此要高度重视。①术前:严格备皮,切口局部皮肤有炎症、破损需治愈后再手术;加强营养;配合医师对患者进行全身检查并积极治疗糖尿病及牙龈炎、气管炎等感染灶;遵医嘱预防性地应用抗生素。②术中严格遵守无菌技术操作。③术后充分引流,常用负压吸引,其目的在于引流关节内残留的渗血、渗液,以免局部血液淤滞,引起感染。④识别感染迹象:关节置换术后患者体温变化的曲线可呈"双峰"特征,即在术后 1～3 天为第 1 高峰,平均38.0 ℃;此后体温逐渐下降,术后 5 天达最低,平均 37.0 ℃;此后体温又逐渐升高,术后 8～10 天为第 2 高峰,平均 37.5 ℃。初步认为造成此现象的原因是吸收热(手术伤口的组织分解产物,如血液、组织液、渗出液等被吸收而引起的发热)和异物热(金属假体、骨水泥、聚乙烯等磨损碎屑等异物引起的发热)。当体温出现"双峰"特征时,给予适当解释,避免患者焦虑和滥用抗生素。

(3)血栓形成:有肺栓塞、静脉栓塞、动脉栓塞。肺栓塞可能发生于人工髋关节术中或术后 24 小时内,虽少见,但来势凶猛。这是由手术中髓内压骤升导致脂肪滴进入静脉所致;静脉栓塞,尤其是深静脉栓塞,在人工关节置换术后的发生率较高;动脉栓塞的可能性较小。血栓重在预防:①穿高弹袜(长度从足部到大腿根部);②妥善固定、制动术肢;③遵医嘱预防性使用低分子肝素钙、右旋糖酐-40;④严密观察生命体征、意识状态和皮肤黏膜情况,警惕肺栓塞形成;⑤时刻观察术肢血液循环状况。

3.功能锻炼

一般手术患者的功能锻炼在前面内容已提到,在此着重介绍髋关节置换术后的功能锻炼。

(1)术后1天可做深呼吸,并开始做小腿及踝关节活动。

(2)术后2～3天进行健肢和上肢练习,做患肢肌肉收缩,进行股四头肌等长收缩和踝关节屈伸,收缩与放松的时间均为5秒,每组20～30次,每天2～3组。拔除伤口引流管后,协助患者在床上坐起,摇起床头30°～60°,每天2次。

(3)术后3天继续做患肢肌力训练,在医师的允许下增加髋部屈曲练习。患者仰卧伸腿位,收缩股四头肌,缓缓将患肢足跟向臀部滑动,使髋屈曲,足尖保持向前,注意防止髋内收、内旋,屈曲角度不宜过大(＜90°),以免引起髋部疼痛和脱位。保持髋部屈曲5秒后回到原位,放松5秒,每组20次,每天2～3组。

(4)术后4天继续进行患肢肌力训练。患者用双手支撑床坐起,屈曲健肢,伸直患肢,移动躯体至床边。护士在患侧协助,一手托住患肢的足跟部,另一手托起患侧的腘窝部,随着患者移动而移动,使患肢保持轻度外展中立位。协助患者站立时,嘱患者患肢向前伸直,用健肢着地,双手用力撑住助行器挺髋站起。患者坐下前,腿部应接触床边。

(5)术后5天继续进行患肢肌力训练和器械练习。护士要督促患者在助行器协助下做站立位练习,包括外展和屈曲髋关节。患者健肢直立,缓慢将患肢向身体侧方抬起,然后放松,使患肢回到身体中线。做此动作时要保持下肢完全伸直,膝关节及足趾向外。屈曲髋关节时,从身体前方慢慢抬起膝关节,注意勿使膝关节高过髋关节,小腿垂直于地面,胸部勿向前弯曲。指导患者在助行器的协助下练习行走:患者双手撑住助行器,先迈健肢,身体稍向前倾,将助行器推向前方,用手撑住助行器,将患肢移至健肢旁;重复该动作,使患者向前行走,逐步增加步行距离。在进行步行锻炼时,根据患者关节假体的固定方式决定患肢负重程度(骨水泥固定的假体可以完全负重;生物型固定方式则根据手术情况而定,可部分负重;而行翻修手术的患者则完全不能负重)。在练习过程中,患者双手扶好助行器,以防摔倒。

(6)术后6天到出院继续患肢肌力、器械和步行训练。在患者可以耐受的情况下,加强髋部活动度的练习,如在做髋关节外展的同时做屈曲和伸展活动、增加练习强度和活动时间,逐步恢复髋关节功能。

# 第三节　颈椎间盘突出症

颈椎间盘突出症是指颈椎间盘的髓核和相应破裂的纤维环突向椎管内而引起的颈髓后神经根受压的一系列临床表现,致压物是单纯的椎间盘组织。颈椎间盘突出症临床上并不少见,是较为常见的脊柱疾病之一,发病率仅次于腰椎间盘突出症。严重时可发生高位截瘫危及生命。颈椎间盘突出症临床多见于20～40岁的青壮年,此年龄段患者约占患病人数的80%。有一定的职业倾向性,例如长期保持固定姿势的人群:办公室职员、教师、手术室护士、长期观看显微镜者、油漆工等较易发生。

## 一、病因及发病机制

椎间盘是人体各组织中最早、最易随年龄发生退行性改变的组织,椎间盘的退变多开始于 20 岁,随着年龄的增长退变程度不断加重,以 $C_{5\sim6}$ 的退变最常见,其次是 $C_{6\sim7}$,两者占颈椎间盘突出症的 90%。

颈椎间盘突出症常由颈部创伤、退行性变等因素导致。致伤原因主要是突然遭受到意外力量作用或颈椎突然快速屈伸旋转运动,使髓核突破纤维环,造成脊髓或神经根受压,出现急性发病,多见于交通事故或体育运动。临床还有部分患者呈慢性发病。

## 二、分类

### (一)根据病程分类

#### 1.急性颈椎间盘突出症

有明确的外伤史,伤前无临床症状,伤后出现。影像学检查证实有椎间盘破裂或突出而无颈椎骨折或脱位,并有相应临床表现。

#### 2.慢性颈椎间盘突出症

无明显诱因缓慢发病或因为颈部姿势长期处于非生理位置,如长期持续低头工作者,不良嗜睡姿势者或强迫性屈曲头颈者等。

### (二)根据症状分类

#### 1.神经根型

颈神经受累所致。

2.脊髓型

脊髓型是椎间盘突出压迫脊髓引起的一系列症状,临床此类型多见。

3.混合型

同时表现以上两种症状。

**(三)根据颈椎间盘向椎管内突出的位置不同分类**

1.侧方突出型

突出部位在后纵韧带的外侧,钩椎关节的内侧。该处是颈脊神经经过的地方,因此突出的椎间盘可压迫脊神经根而产生根性症状。

2.旁中央突出型

突出部位偏向一侧而在脊髓与脊神经之间,因此可以同时压迫二者而产生单侧脊髓及神经根症状。

3.中央突出型

突出部位在椎管中央,因此可压迫脊髓双侧腹面而产生双侧症状。

**三、临床表现**

颈椎间盘前部较高较厚,正常髓核位置偏后,且纤维环后方薄弱,故髓核容易向后方突出或脱出,而椎间盘的后方有脊髓、神经根等重要结构,因此突出的髓核容易刺激或压迫脊髓或神经根,产生临床症状。

**(一)症状**

症状呈现多样性,颈部不适、疼痛,并肩部酸痛、疲劳。单侧上肢及手部放射性疼痛、麻木、无力。双侧手麻木无力,跨步无力,步态不稳,腿有打软踩棉花感,容易跌倒,病重者可出现瘫痪等。

**(二)体征**

当椎间盘突出压迫颈神经根时,颈部可出现颈肌痉挛,颈发僵,生理前凸减小或消失,部分节段棘突有压痛,上肢可查出受压神经根分布区的痛觉过敏或麻木,肌肉力量减弱,肌萎缩,肌腱反射减退或消失。压迫脊髓时可表现为四肢肌张力增高,腹壁反射、提睾反射减退或消失,病理反射多呈阳性。当脊髓半侧受压时可出现典型 Brown-Sequard 征,即末梢性麻痹、与病变脊髓分节相应的皮肤区域感觉消失。

**(三)特殊体检**

1.颈椎间孔挤压试验

颈椎间孔挤压试验为患者取坐位,头颈后仰并向侧方旋转,检查者立于背后,用双手按压患者额头顶部,出现上肢放射痛或麻木者为阳性。对症状轻者可采用头顶叩击法检查。

2.神经根牵拉试验

神经根牵拉试验为患者端坐,检查者一手轻推患侧头颈部,另一手握住患侧腕部,对抗牵拉,可诱发上肢放射痛或麻木。

### 四、治疗

对颈椎间盘突出症诊断明确,且保守治疗无效、有顽固性疼痛、神经根或脊髓压迫症状严重者应采取手术治疗。

#### (一)前路椎间盘切除融合

适用于中央型和旁中央型椎间盘突出症患者,对原有退变者应同时去除增生的骨赘,以免残留可能的致压物。

#### (二)后路椎间盘切除术

适用于侧方型颈椎间盘突出症或多节段受累、伴椎管狭窄或后纵韧带骨化者。单纯的椎间盘突出可采用半椎板及部分关节突切除术,通过减压孔摘除压迫神经根的椎间盘组织。若伴有椎管狭窄或后纵韧带骨化则可采用全椎板减压术。

#### (三)经皮椎间盘切除术

具有创伤小、出血少等优点,国内尚未广泛开展。

#### (四)经皮激光椎间盘减压术

首先用于治疗腰椎间盘突出症,近年来国内外学者将其用于颈椎间盘突出症的治疗。

#### (五)融核术

年轻患者,经非手术治疗数周无效则可选用此法。虽有不少学者报道该法疗效不亚于外科手术治疗,但诸多因素限制其广泛应用:①该法采用颈前路穿刺途径,而颈前方解剖结构密集,如血管神经束、气管食管束等,增加了穿刺的难度和危险性;②使用木瓜凝乳蛋白酶有损伤脊髓的潜在危险性。

### 五、护理措施

#### (一)术前护理

1.术前健康宣教

为保证患者术前训练质量和有一个良好的状态,积极配合治疗并安全渡过围术期,减少术后并发症,护理人员须做好患者的术前健康教育,以配合手术治疗的顺利开展,内容应包括以下几点。

(1)首先护理人员要有一个认真的工作态度、良好的精神面貌和熟练的操作技术;在对待患者及家属时要热情和蔼。

(2)对术前准备的具体内容、术后需要进行监测的设备、管道及术后可能出现的一些状况仔细向患者和家属进行交代,消除因未知带来的恐惧、不安情绪,使患者在精神上、心理上都有所准备,以良好的心态迎接手术。

(3)护士应在医护观点一致的前提下进行健康教育。在进行术前健康教育时,不可将该手术治疗效果绝对化,避免引起患者的误解,成为引发医疗纠纷的隐患。另外患者也经常通过护理人员来了解手术医师的情况,患者非常注重主刀医师的技术与经验,担心人为因素增加手术的危险性。提示在进行术前健康教育时,可将同病种术后效果好的患者介绍给术前患者,让其现身说法,增加患者对术者的信赖。

2.心理护理

颈椎手术部位特殊,靠近脊髓,危险性大,患者对手术抱有恐惧心理,顾虑大,思想负担重。因此满足其心理需求是必要的,要通过细心观察,与患者及时沟通,缓解心理压力。

3.指导训练

术前训练项目较为重要且不易掌握动作要领,医护人员要在训练中给予指导,并对训练效果给予评价,以减少患者自行训练所致的效果偏差而影响手术。

(1)气管食管推移训练:主要用于颈前路手术,要求在术前3~5天即开始进行。患者自己或护理人员用手的2~4指插入一侧颈部的内脏鞘与血管鞘间隙,持续向对侧牵拉;或用大拇指推移,循序渐进,开始时每次持续1~2分钟,逐渐增加至15~30分钟,每天2~3次。要求每次推拉气管过中线,以适应手术时对气管的牵拉,减轻不适感,注意要保护皮肤,勿损伤。

(2)有效咳嗽排痰训练:嘱患者先缓慢吸气,同时上身向前倾,咳嗽时将腹壁内收,一次吸气连续咳3声,停止咳嗽将余气尽量呼出,再缓慢吸气,或平静呼吸片刻后,再次进行咳嗽练习。时间一般控制在5分钟以内,避免餐后、饮水后进行,以免引起恶心。患者无力咳痰时,可用右手示指和中指按压气管,以刺激咳嗽,或用双手压迫患者上腹部或下腹部,增加膈肌反弹力,帮助患者咳嗽、咳痰。同时要向患者解释通过有效咳嗽可预防肺部感染,并告知患者术后咳嗽可能会有些不舒服或疼痛,但不影响伤口愈合。

（3）体位训练：行颈椎前路手术时患者的体位是仰卧时颈部稍稍地过伸，因此术前患者需要练习去枕平卧或颈部稍稍地处于过伸仰卧位，以坚持2～3小时为宜，以免术中长期处于这一固定体位而产生不适感；俯卧位的练习，主要用于颈后路手术患者，患者俯卧在床上，胸部用高枕头或叠好的被子垫高20～30 cm，额部垫一硬的东西例如书本等，以保持颈部屈曲的姿势，坚持时间应超过手术所需的时间，一般以能坚持3～4个小时为宜。

（4）床上大小便及肢体功能锻炼：强调其对手术及术后康复的积极意义，使患者在术前两天学会床上解大小便；教会患者术后如何在床上进行四肢的主动活动；讲解轴线翻身的配合要点和重要性。

**4.感染的预防**

住院患者要保持口腔清洁，经常用含漱液含漱；有吸烟习惯的患者应在入院时即劝其停止吸烟，以减少对呼吸道的刺激及分泌物，对痰多黏稠者应给以雾化吸入，或使用祛痰药。指导患者训练深呼吸运动，可增加肺通气量，也有利于排痰，避免发生坠积性肺炎。

**5.手术前一天准备**

（1）药敏试验：包括抗生素试验、碘过敏试验。如过敏试验呈阳性，及时通知医师，并做好标记。

（2）交叉配血：及时抽取血标本，送血库，作好血型鉴定和交叉配血试验。

（3）皮肤准备：按照手术要求常规备皮，范围分别为颈椎前路包括下颌部、颈部、上胸部；颈椎后路要理光头，包括颈项部、肩胛区；若需要取自体移植，供骨区（多为髂骨区）同时准备。另外，还要修剪指甲、沐浴、更换清洁衣裤。

（4）选配颈托：为达到充分减压的目的，术中需切除椎间盘组织及部分椎体骨质，并进行植骨，颈椎稳定性受到一定影响，因此术后需佩戴颈托进行保护。

（5）胃肠道准备：术前一天以半流质或流质为佳，对于择期手术患者、大便功能障碍导致便秘及排便困难的患者，为了防止麻醉后肛门松弛，不能控制粪便的排出，增加污染的机会或避免术后腹胀及术后排便的痛苦，易在术前晚及术日晨用0.1%～0.2%的肥皂水各清洁灌肠1次。

**6.手术当天的护理**

（1）观察：夜班护士要观察患者的情绪，精神状况、生命体征、禁食禁饮情况；若患者体温突然升高、女性患者月经来潮及其他异常情况要及时与医师联系，择期手术的患者应推迟手术日期。

（2）饮食：术日晨患者禁食、禁水，术前禁食12小时以上，禁饮4～6小时，防止麻醉或手术过程中呕吐而致窒息或吸入性肺炎。但抗结核药、降糖药、降血压药应根据情况服用。

(3)用物准备:准备好带往手术室的各种用物,包括颈托、术中用药、影像学资料、病历等并全面检查术前各项准备工作是否完善,应确认所有术前医嘱、操作及医疗文书均已完成。

(4)着装准备:要求患者仅穿病员服,里面不穿任何内衣。告知患者不要化妆、涂口红、涂指甲油,以免影响术中对皮肤颜色的观察。请患者取下佩戴的饰物、义齿、手表、隐形眼镜等,贵重物品交由家属保管。

(5)交接患者:向接病员的手术室工作人员交接病历等,扶患者上平车,转运期间把患者的安全放在首位。并仔细核对确认患者为拟行手术的患者。

(6)病床准备:患者进入手术室后,病床更换清洁床单、被套等物,准备输液架、氧气装置、吸引器、气管切开包、监护仪、2个沙袋及其他必需用物。

**(二)术后护理**

1.体位

患者术后返回病房,搬运时应有 3～4 个人参与,当班护士应协助将患者抬上病床,手术医师负责头颈部,搬运时必须保持脊柱水平位,头颈部置于自然中立位,局部不弯曲,不扭转,动作轻稳,步调一致,尽量减少震动,注意保护伤口,如有引流管、输液管要防止牵拉脱出。因术后均戴有颈托,将患者放置适当体位后,需摘下颈托,头颈部两侧各放 1 个沙袋以固定并制动,局部制动不仅可减少出血,还可以防止植骨块或内固定的移位。交接输血、输液及引流管情况。

2.密切观察病情变化

术后进行心电监护,术后 6 小时内监测血压、脉搏、呼吸、血氧饱和度,每15～30 分钟 1 次,病情平稳后改为 1～2 小时 1 次。因手术过程中刺激脊髓导致脊髓、神经根水肿,可造成呼吸肌麻痹;牵拉气管、食管、喉上、喉返神经可出现呼吸道分泌物增多、声嘶、呛咳、吞咽和呼吸困难等异常情况,应重点观察呼吸的频率、节律、深浅、面色的变化及四肢皮肤感觉、运动和肌力情况。低流量给氧12～24 小时。用醋酸地塞米松、硫酸庆大霉素或盐酸氨溴索加入生理盐水行超声雾化,每天 2～3 次。鼓励患者咳嗽,促进排痰,必要时使用吸痰器,保持呼吸道通畅。如出现憋气、呼吸表浅、口唇及四肢末梢发绀、血氧饱和度降低等情况,应立即报告医师并协助处理。

3.观察伤口敷料情况有无渗出

如有渗出及时更换潮湿的敷料,并观察渗出液的量和色;妥善固定引流管并保持通畅,一般术后 24～48 小时,引流量＜50 mL,且色淡即可拔管。并注意观察有无脑脊液漏。

**4.皮肤护理**

避免皮肤长时间受压,注意保持环境清洁,协助翻身,拍背每 2 小时 1 次。更换体位时脊柱保持中立位,防止颈部过屈、过伸及旋转。

**5.预防呼吸系统和泌尿系统感染**

卧床期间每天给予 2 次口腔护理,术后第 2 天即可嘱患者做深呼吸及扩胸运动。每天用 1∶5 000 呋喃西林或生理盐水 500 mL 密闭式冲洗膀胱 2 次,会阴擦洗 2 次,每天更换尿袋,定时放尿,并嘱其多饮水,每天不少于 2 500 mL。

**6.活动护理**

下床时先坐起,逐渐移至床边,双足垂于床下,适应片刻,无头晕、眼花等感觉时,再站立行走,防止因长时间卧床后突然站立导致直立性低血压而摔倒。

**7.加强锻炼**

术后第一天协助患者做肢体抬高、关节被动活动及肌肉按摩等,第二天嘱患者练习握拳、抬臂,伸、曲髋、膝、肘各关节,每天 2～3 次,每天 15～30 分钟,循序渐进,以患者不疲劳为主。

**(三)出院指导**

(1)嘱患者术后 3 个月内继续佩戴颈托保护颈部,避免颈部屈伸和旋转运动。

(2)术后继续佩戴颈托 3 个月,保持颈托清洁,松紧适中,内垫小毛巾或软布确保舒适,防止皮肤压伤;始终保持颈部置中立位,平视前方,卧位时去枕平卧或仅垫小薄枕,保持颈椎正常曲度;禁止做低头、仰头、旋转动作;避免长时间看电视、电脑、看书报、防颈部过度疲劳;避免用高枕,保持颈部功能位,有利于康复,特殊情况遵医嘱。

(3)继续加强功能锻炼,保持正常肌力,加大关节活动度。持之以恒,促进颈部肌肉血液循环,防止颈背肌失用性萎缩。

(4)术后 3 个月门诊复查随访。若颈部出现剧烈疼痛或吞咽困难,有梗塞感,应及时来院复查,可能为植骨块、内固定松动、移位、脱落。

(5)6 个月后可恢复工作,工作中注意不能长时间持续屈颈,保持颈椎正常曲度防复发;术后 3 个月内禁抬重物。

## 第四节 腰椎间盘突出症

腰椎间盘突出症是指因腰椎间盘变性、破裂后髓核组织向后方突出或突至椎板内,致使相邻组织遭受刺激或压迫而出现的一系列临床症状。腰椎间盘突出症为临床上最为常见的疾病之一,多见于青壮年,虽然腰椎各节段均可发生,但以 $L_{4\sim5}$、$L_5 \sim S_1$ 最为多见。

### 一、病因

#### (一)退行性变

腰椎间盘突出症的危险因素有很多,其中腰椎间盘退行性变是根本原因。椎间盘的生理退变从 20 岁开始,30 岁时退变已很明显。此时,在组织学方面可见到软骨终板柱状排列的生长层消失,其关节层逐渐钙化,并伴有骨形成和血管的侵入。

#### (二)职业特性

腰椎间盘突出症有明显的职业特性。从业有反复举重物、垂直震动、扭转等特点者,腰椎间盘突出症的发病率高。腰椎间盘长期受颠簸震荡,产生慢性压应力,使椎间盘退变和突出。长期弯腰工作者,尤其是蹲位或坐位如铸工和伏案工作者,髓核长期被挤向后侧,纤维环后部长期受到较大的张应力,再加之腰椎间盘后方纤维环较薄弱,易发生突出,所以并非重体力劳动者是腰椎间盘突出症的高危人群。

#### (三)外伤

外伤是腰椎间盘突出症的重要因素,特别是儿童与青少年的发病与之关系密切。

#### (四)遗传因素

腰椎间盘突出症有家族性发病的报道,而有些人种的发病率较低。

#### (五)腰骶先天异常

腰骶椎畸形可使发病率增高,包括腰椎骶化、骶椎腰化、半椎体畸形等。

#### (六)体育运动

很多体育活动虽能强身健体,但也可增加腰椎间盘突出症发生的可能性,如跳高、跳远、高山滑雪、体操、足球、投掷等,这些活动都能使椎间盘在瞬间受到巨大的压应力和旋转应力,纤维环受损的可能性大大增加。

**(七)其他因素**

寒冷、酗酒、腹肌无力、肥胖、多产妇和某些不良站姿、坐姿,也是发生腰椎间盘突出症的危险因素。

**二、临床表现**

**(一)疼痛**

腰痛是最早的症状。由于腰椎间盘突出症是在腰椎间盘退行性变的基础上发展起来的,所以在突出之前的椎间盘退行性变即可出现腰痛和腿痛。

腰部的疼痛多数是由慢性肌肉失衡、姿势不当或情绪紧张引起。椎间关节引起的牵涉性疼痛是由椎旁肌肉、韧带、关节突关节囊、椎间盘或硬膜囊受损引起,疼痛在腰骶部或患侧下肢。若是腰部的肌肉慢性劳损,其疼痛一般局限于腰骶部,不向下肢放射。神经根引起的牵涉性疼痛,其支配的皮节易出现刺痛、麻木感,若前根的运动神经受压,可出现支配肌肉的力量下降和萎缩。

**(二)下肢放射痛、麻木**

下肢放射痛、麻木主要是因为突出的椎间盘对脊神经根造成化学性和机械性刺激,表现为腰部至大腿及小腿后侧的放射性疼痛或麻木感。肢体麻木多与下肢放射痛伴发。麻木是由突出的椎间盘压迫本体感觉和触觉纤维引起的。有少数患者自觉下肢发凉、无汗或出现下肢水肿,这与腰部交感神经根受到刺激有关。中央型巨大突出者,可出现会阴部麻木、刺痛,排便或排尿困难,男性勃起功能障碍,双下肢坐骨神经疼痛。

**(三)肌肉萎缩**

腰椎间盘突出症较重者,常伴有患下肢的肌萎缩,以踇趾背屈肌力减弱多见。

**(四)活动范围减小**

腰椎间盘突出症常引起腰椎的活动度受限,前屈受限病变多在上腰椎,侧屈受限有神经根受刺激的情况存在,伸展受限多有关节突的病损。

**(五)马尾神经症状**

马尾神经症状主要表现为会阴部麻木、有刺痛感,排便和排尿困难。

### (六)体格检查

可发现腰椎生理曲度改变、腰背部压痛和叩痛、步态异常、直腿抬高试验阳性等。

## 三、辅助检查

摄腰椎正侧位、斜位片、CT、MRI 检查,对有马尾神经损伤者行肌电图检查。

## 四、治疗

### (一)非手术治疗

首次发病者、较轻者、诊断不清者及全身或局部情况不宜手术者。方法包括卧床休息、牵引、支具固定、推拿、理疗、按摩、封闭及髓核溶解术。

### (二)手术治疗

(1)诊断明确,病史超过半年,经过严格保守治疗至少 6 周无效;或保守治疗有效,经常复发且疼痛较重者和影响工作和生活者。

(2)首次发作的腰椎间盘突出症疼痛剧烈,尤其以下肢症状严重者,患者因疼痛难以行动及睡眠,被迫处于屈髋屈膝侧卧位,甚至跪位。

(3)出现单根神经麻痹或马尾神经受压麻痹,表现为肌肉瘫痪或出现直肠、膀胱刺激症状。

(4)病史虽不典型,经脊髓造影或其他影像学检查,显示硬脊膜明显充盈缺损或神经根压迫征象或示巨大突出。

(5)椎间盘突出并有腰椎管狭窄。

## 五、护理措施

### (一)术前护理

#### 1.心理护理

腰椎间盘突出症患者大多病程长、反复发作、痛苦大,给生活及工作带来极大不便,心理负担重,故深入病房与患者交流谈心,了解患者所思所虑,给予正确疏导,解除患者各种疑虑。

对担心手术不成功及预后的患者,要向患者介绍主管医师技术水平及可靠性,简明扼要介绍手术过程、注意事项及体位的要求,介绍本病区同种疾病治疗成功的案例,增强患者对手术的信心。

#### 2.术前检查

术前应认真协助患者做好各项检查,了解患者全身情况,是否有心脏病、高血压、糖尿病等严重全身疾病,如有异常给予相应的治疗,使各项指标接近正常,减少术后并发症的发生。

3.体位准备

术前3～5天,指导患者在床上练习大小便,防止术后卧床期间因体位改变而发生尿潴留或便秘。

4.皮肤准备

术前3天嘱患者洗澡清洁全身,活动不便的患者认真擦洗手术部位,术前1天备皮、消毒,注意勿损伤皮肤。

**(二)术后护理**

1.生命体征观察

术后监测体温、脉搏、血压、呼吸及面色等情况,持续进行心电监护,每1小时记录1次,发现异常立即报告医师。观察患者双下肢运动、感觉情况及大小便有无异常,及时询问患者腰腿痛和麻木的改善情况。如发现患者体温升高的同时伴有腰部剧烈疼痛是椎间隙感染的征兆,应及时给予处理。

2.切口引流管的护理

观察伤口敷料外观有无渗血、脱落或移位,伤口有无红肿、缝线周围情况。术后一般需在硬膜外放置负压引流管,观察并准确记录引流液的色、质、量。保持引流通畅,防止引流管扭曲、受压、滑出。第1天引流量应＜400 mL,第3天应＜50 mL,此时即可拔除引流管,一般术后48～72小时拔管。若引流量大,色淡,且患者出现恶心、呕吐、头痛等症状,应警惕脑脊液漏,及时报告医师。

3.体位护理

术后仰卧硬板床4～6小时,以减轻切口疼痛和术后出血,以后则根据手术方法不同可以采取侧卧或俯卧位。翻身按摩受压部位,必要时加铺气垫床,避免发生压疮,翻身时保持脊柱平直勿屈曲、扭转。

4.饮食护理

术后给予清淡、易消化、富有营养的食物,如蔬菜、水果、米粥、汤类。禁食辛辣、油腻、易产气的豆类食品及含糖较高的食物,待大便通畅后可逐步进食肉类及营养丰富的食物。

5.尿潴留及便秘的护理

了解患者产生尿潴留的原因,给予必要的解释和心理安慰,给患者创造良好的排便环境,让患者听流水声及用温水冲洗会阴部,必要时用穴位按摩排尿或导尿解除尿潴留。指导患者掌握床上大便的方法,术后3天禁食辛辣及含糖较高的食物,多食富含粗纤维的蔬菜、水果。按结肠走向按摩腹部,每天早晨空腹饮淡盐水1杯。必要时用缓泻剂灌肠解除便秘。

6.并发症的护理

(1)脑脊液漏:由多种原因引起,如锐利的骨刺、手术时硬膜损伤。表现为恶心、呕吐和头痛等,伤口负压引流量大,色淡。予以去枕平卧,伤口局部用1 kg沙袋压迫,同时减轻引流球负压。遵医嘱静脉输注林格液。必要时探查伤口,行裂口缝合或修补硬膜。

(2)椎间隙感染:是椎节深部的感染,多见于椎间盘造影、髓核化学溶解或经皮椎间盘切除术后。表现为背部疼痛和肌肉痉挛,并伴有体温升高,MRI检查是可靠的检查手段。一般采用抗生素治疗。

# 第九章　妇产科护理

## 第一节　阴　道　炎

阴道炎是导致外阴阴道症状如瘙痒、灼痛、刺激和异常流液的一组疾病。正常健康妇女阴道由于解剖组织的特点对病原体的侵入有自然防御的功能。

### 一、分类

#### (一)滴虫阴道炎

滴虫阴道炎是由阴道毛滴虫引起的常见阴道炎症,也是常见的性传播疾病。约60%的患者合并有细菌性阴道病。

#### (二)外阴阴道假丝酵母病

外阴阴道假丝酵母病是由假丝酵母引起的常见外阴阴道炎症。国外资料显示,约75%妇女一生中至少患过1次阴道假丝酵母病,45%的妇女经历过2次或2次以上的发病。

#### (三)细菌性阴道病

细菌性阴道病是由阴道内正常菌群失调所致的一种混合感染,但临床及病理特征无炎症改变。

#### (四)萎缩性阴道炎

常见于自然绝经或人工绝经后妇女,也可见于产后闭经或药物假绝经治疗的妇女。

## 二、发病机制

### (一)滴虫阴道炎

病原体为阴道毛滴虫,滴虫寄生在阴道皱襞及腺体中,月经后 pH 为 5.2～6.6,使隐藏的滴虫得以生长繁殖,引起炎症发作;同时滴虫能消耗氧或吞噬阴道上皮细胞内的糖原,阻碍乳酸生成,致阴道 pH 升高,同时使阴道成为厌氧环境,致厌氧菌繁殖,约 60% 患者合并细菌性阴道病。性交直接传播是主要的传播方式,也可间接传播。

### (二)外阴阴道假丝酵母病

病原体为假丝酵母,属机会致病菌,当阴道 pH 为 4.0～4.7 时,易诱发感染。10%～20% 的非孕妇女及 30% 的孕妇阴道中有此菌寄生,但菌量极少,并不引起症状。

### (三)细菌性阴道病

阴道内乳酸杆菌减少,加德拉杆菌及厌氧菌等增加导致内源性混合感染。促使阴道菌群发生变化的原因不清,推测可能与频繁性交、多个性伴侣或阴道灌洗使阴道环境碱化有关。

### (四)萎缩性阴道炎

萎缩性阴道炎由雌激素水平降低、局部抵抗力下降引起的以需氧菌感染为主的炎症。

## 三、辅助检查

### (一)滴虫阴道炎

阴道分泌物湿片法,镜下见到活动的阴道毛滴虫。

### (二)外阴阴道假丝酵母病

阴道分泌物检查,发现假丝酵母的芽孢或假菌丝。

### (三)细菌性阴道病

线索细胞阳性;阴道 pH＞4.5(通常为 4.7～5.7,多为 5.0～5.5);胺臭味试验呈阳性。

### (四)萎缩性阴道炎

阴道分泌物检查镜下见大量基底细胞及白细胞,无滴虫及假丝酵母。

### 四、治疗

#### (一)滴虫阴道炎

切断传染途径,杀灭阴道毛滴虫,恢复阴道正常 pH,保持阴道自净功能。需全身用药、局部用药,强调性伴侣治疗。

#### (二)外阴阴道假丝酵母病

消除诱因,根据病情选择局部或全身应用抗真菌药物。

#### (三)细菌性阴道病

主要采用针对厌氧菌的治疗。

#### (四)萎缩性阴道炎

补充雌激素,增加阴道抵抗力,抑制细菌生长。

### 五、护理评估

#### (一)健康史

1.一般资料

年龄、月经史、婚育史,是否处在妊娠期。

2.既往疾病史

是否患有糖尿病,有无卵巢手术史或盆腔放疗史。

3.特殊治疗史

是否使用雌激素、免疫抑制剂或长期应用抗生素等。

4.阴道炎病史

既往有无阴道炎,曾做过何种检查,治疗经过及效果;本次症状出现与月经周期的关系。

5.个人生活史

了解个人卫生习惯。

#### (二)高危因素

1.滴虫阴道炎

不良性行为、不良卫生习惯。

2.外阴阴道假丝酵母病

常见发病诱因有妊娠、糖尿病或大量应用免疫抑制剂及广谱抗生素。

3.细菌性阴道病

频繁性交、多个性伴侣或阴道灌洗。

4.萎缩性阴道炎

绝经、卵巢手术、盆腔放疗、药物性闭经。

### (三)心理-社会因素

1.对健康问题的感受

是否认为是"小问题",不予重视而延误治疗。

2.对疾病的反应

是否因与"性"相关而羞于就诊;是否因疾病反复发作或久治不愈而产生心理压力,出现焦虑和抑郁症状。

3.家庭、社会及经济状况

是否存在性伴侣同时治疗障碍。

## 六、护理措施

### (一)一般护理

病房整洁、安静,保持环境清洁、舒适,注意室内空气流通,避免交叉感染。测量生命体征,定期巡视病房,细致观察病情变化及治疗反应等。

### (二)症状护理

1.阴道分泌物增多

观察阴道分泌物颜色、性状、气味及量,选择合适的药液进行阴道冲洗。滴虫性阴道炎、细菌性阴道病及萎缩性阴道炎,选用 1% 乳酸液或 0.1%～0.5% 醋酸液,增加阴道酸度;阴道假丝酵母病选碱性溶液。在不清楚阴道炎的种类时,不可滥用冲洗液,指导患者勤换会阴垫及内裤,保持外阴清洁干燥。

2.外阴瘙痒与灼痛

嘱患者尽量避免搔抓,防止外阴部皮肤破损,炎症急性期减少活动,避免摩擦外阴。

### (三)用药护理

1.用药选择

(1)滴虫阴道炎:主要药物为甲硝唑及替硝唑。方法:全身用药。初次治疗可选择甲硝唑或替硝唑 2 g,单次口服;或甲硝唑 400 mg,每天 2 次,连服 7 天。口服药物的治愈率为 90%～95%。对妊娠期阴道炎患者,为防止新生儿呼吸系统和生殖系统感染,可应用甲硝唑 2 g 顿服或甲硝唑 400 mg,每天 2 次,连服 7 天。

(2)外阴阴道假丝酵母病：主要药物为抗真菌药,唑类药物的疗效高于制霉菌素。全身用药和局部用药疗效相似。局部用药：可选用咪康唑栓剂,每晚1粒(200 mg),连用7天；或每晚1粒(400 mg),连用3天；或每晚1粒(1 200 mg),单次用药。全身用药：对不能耐受局部用药者、未婚妇女及不愿意采用局部用药者可选用口服药物。常用药物：氟康唑150 mg,顿服。妊娠合并外阴阴道假丝酵母病,以局部治疗为主,以7天疗程最佳,禁服唑类药物。

(3)细菌性阴道病：选用抗厌氧菌药物,首选甲硝唑。全身用药：甲硝唑400 mg,口服,每天2～3次,连服7天。局部用药：含甲硝唑栓剂200 mg,每晚1次,连用7天。

(4)萎缩性阴道炎：雌三醇软膏局部涂抹,每天1～2次,连用14天,抑制细菌生长；诺氟沙星100 mg,放于阴道深部,每天1次,7～10天为1个疗程；可选用中药,如保妇康栓。

2.用药指导

(1)教会患者阴道用药的正确方法,对不能自理者,协助用药。

(2)告知患者口服甲硝唑期间及停药24小时内、替硝唑用药期间及停药72小时内,禁止饮酒；哺乳期间用药,应暂停哺乳。

(3)乳腺癌或子宫内膜癌患者慎用雌激素制剂。

3.用药观察

出现不良反应,立即停药并通知医师。常见药物不良反应如下。

(1)胃肠道反应：如食欲缺乏、恶心、呕吐。

(2)双硫仑样反应：又称"戒酒硫样反应",主要是使用头孢菌素类抗生素,包括头孢哌酮、头孢曲松、头孢噻肟等及甲硝唑、酮康唑等药物后,如果喝酒,可出现胸闷胸痛、心慌气短、面部潮红、头痛头晕、腹痛、恶心等一系列症状。

(3)药物变态反应：包括局部皮肤症状和全身症状。

(4)偶见头痛、皮疹等。

4.心理护理

(1)向患者解释疾病与健康的问题,说明"小病"早治,可防"大病",引导患者重视问题并轻松面对。

(2)加强疾病知识宣传,引导患者规范治疗；对卵巢切除、放疗患者给予安慰,告知雌激素替代治疗可缓解内分泌的失衡,减轻因疾病带来的烦恼,消除心理压力,增强治疗疾病的信心。

(3)与家属沟通,让其多关心患者,包括说服其性伴侣同时治疗。

# 第二节　子宫颈炎

子宫颈炎是指子宫颈发生的急、慢性炎症,是妇科常见疾病之一,包括子宫颈阴道部炎症及子宫颈管黏膜炎症。临床上分为急性子宫颈炎和慢性子宫颈炎。临床多见的子宫颈炎是急性子宫颈管黏膜炎,若急性子宫颈炎未经及时诊治或病原体持续存在,可导致慢性子宫颈炎症。

**一、病因及发病机制**

(1)由于子宫颈管黏膜上皮为单层柱状上皮,抗感染能力较差,当遇到多种病原体侵袭、物理化学因素刺激、机械性子宫颈损伤、子宫颈异物等,引起子宫颈局部充血、水肿,上皮变性、坏死,黏膜、黏膜下组织、腺体周围大量中性粒细胞浸润,或子宫颈间质内有大量淋巴细胞、浆细胞等慢性炎细胞浸润,可伴有子宫颈腺上皮及间质增生和鳞状上皮化生。因子宫颈阴道部鳞状上皮与阴道鳞状上皮相延续,亦可由阴道炎症引起子宫颈阴道部炎症。

(2)病原体种类:①性传播疾病的病原体,主要是淋病奈瑟菌及沙眼衣原体。②内源性病原体与细菌性阴道病病原体、生殖道支原体感染有关。

**二、临床表现**

**(一)症状**

1.急性子宫颈炎

阴道分泌物增多,呈黏液脓性,阴道分泌物的刺激可引起外阴瘙痒及灼热感;可出现月经间期出血、性交后出血等症状;常伴有尿道症状,如尿急、尿频、尿痛。

2.慢性子宫颈炎

患者多无症状,少数患者可有阴道分泌物增多,呈淡黄色或脓性,偶有接触性出血、月经间期出血,偶有分泌物刺激引起外阴瘙痒或不适。

**(二)体征**

1.急性子宫颈炎

检查见脓性或黏液性分泌物从子宫颈管流出,用棉拭子擦拭子宫颈管时,容易诱发子宫颈管内出血。

**2.慢性子宫颈炎**

检查可见子宫颈呈糜烂样改变,或有黄色分泌物覆盖子宫颈口或从子宫颈管流出,也可见子宫颈息肉或子宫颈肥大。

### 三、辅助检查

#### (一)实验室检查

分泌物涂片做革兰染色,中性粒细胞>30/HP;阴道分泌物湿片检查白细胞>10/HP;做淋病奈瑟菌及沙眼衣原体检测,以明确病原体。

#### (二)宫腔镜检查

镜下可见血管充血,子宫颈黏膜及黏膜下组织、腺体周围大量中性粒细胞浸润,腺腔内可见脓性分泌物。

#### (三)子宫颈细胞学检查

子宫颈刮片、子宫颈管吸片,与子宫颈上皮瘤样病变或早期子宫颈癌相鉴别。

#### (四)阴道镜及活组织检查

必要时进行,以明确诊断。

### 四、治疗

#### (一)急性子宫颈炎

急性子宫颈炎主要为抗生素药物治疗,可根据不同情况采用经验性抗生素治疗及针对病原体的抗生素治疗。

#### (二)慢性子宫颈炎

不同病变采用不同治疗方法。以局部治疗为主,方法有物理治疗、药物治疗、手术治疗。对表现为糜烂样改变者,若为无症状的生理性柱状上皮异位,无须处理。

### 五、护理评估

#### (一)健康史

**1.一般资料**

年龄、月经史、婚育史,是否处在妊娠期。

**2.既往疾病史**

详细了解有无阴道炎、性传播疾病及子宫颈炎症的病史,包括发病时间、病程经过、治疗方法及效果。

**3.既往手术史**

详细询问分娩手术史,了解阴道分娩时有无子宫颈裂伤;是否做过妇科阴道手术操作及有无子宫颈损伤、感染史。

**4.个人生活史**

了解个人卫生习惯,分析可能的感染途径。

**(二)高危因素**

(1)性传播疾病,年龄<25岁,多个性伴侣或与新性伴侣为无保护性交。

(2)细菌性阴道病。

(3)分娩、流产或手术致子宫颈损伤。

(4)卫生不良或雌激素缺乏,局部抗感染能力差。

**(三)心理-社会因素**

**1.对健康问题的感受**

是否存在因无明显症状而不重视或延误治疗的情况。

**2.对疾病的反应**

是否因病变在子宫颈,又涉及生殖器官与性,而不愿及时就诊;或因阴道分泌物增多引起不适;或治疗效果不明显而烦躁不安;或遇有白带带血或接触性出血时,担心疾病的严重程度,疑有癌变而恐惧、焦虑。

**3.家庭、社会及经济状况**

家人对患者是否关心;家庭经济状况及是否有医疗保险。

**六、护理措施**

**(一)一般护理**

病房整洁、安静,保持环境清洁、舒适,注意室内空气流通,避免交叉感染。测量生命体征,定期巡视病房,细致观察病情变化及治疗反应等。

**(二)症状护理**

同"阴道炎"的护理。

**(三)用药护理**

药物治疗主要用于急性子宫颈炎。

**1.用药选择**

(1)经验性抗生素治疗:在未获得病原体检测结果前,采用针对衣原体的经验性抗生素治疗,阿奇霉素 1 g,单次顿服,或多西环素 100 mg,每天 2 次,连服 7 天。

(2)针对病原体的抗生素治疗:临床上除选用抗淋病奈瑟菌的药物外,同时应用抗衣原体感染的药物。对于单纯急性淋病奈瑟菌性子宫颈炎,常用药物有头孢菌素,如头孢曲松钠 250 mg,单次肌内注射,或头孢克肟 400 mg,单次口服等;对沙眼衣原体所致的子宫颈炎,治疗药物有四环素类,如多西环素 100 mg,每天 2 次,连服 7 天。

**2.用药观察**

注意观察药物的不良反应,若出现不良反应,立即停药并通知医师。

**3.用药注意事项**

注意药物的半衰期及有效作用时间;注意药物的配伍禁忌;抗生素应现配现用。

**4.用药指导**

若病原体为沙眼衣原体及淋病奈瑟菌,应对性伴侣进行相应的检查和治疗。

**(四)物理治疗及手术治疗的护理**

(1)慢性子宫颈炎:应根据不同病变采用不同的治疗方法。①子宫颈糜烂样改变:若为无症状的生理性柱状上皮异位,无须处理;对伴有分泌物增多、乳头状增生或接触性出血的患者,可给予局部物理治疗,包括激光、冷冻、微波等,也可以给予中药作为物理治疗前后的辅助治疗。②慢性子宫颈黏膜炎:针对病因给予治疗,若病原体不清可试用物理治疗,方法同上。③子宫颈息肉:配合医师行息肉摘除术。④子宫颈肥大:一般无须治疗。

(2)物理治疗的护理操作及配合,按照设备使用说明书及操作规程进行。

(3)物理治疗后应详细向患者说明注意事项。

**(五)心理护理**

(1)加强疾病知识宣传,引导患者正确认识疾病,及时就诊,接受规范治疗。

(2)向患者解释疾病与健康的问题,鼓励患者表达自己的想法。对病程长、迁延不愈的患者,给予关心和耐心解说,告知疾病的过程及防治措施;对病理检查发现子宫颈上皮有异常增生的病例,告知通过密切监测,坚持治疗,可阻断癌变途径,以缓解焦虑心理,增加治疗的信心。

(3)与家属沟通,让其多关心患者,支持患者,坚持治疗,促进康复。

# 第三节 盆腔炎性疾病

盆腔炎性疾病是指女性上生殖道及周围组织的一组感染性炎症,主要包括子宫内膜炎、输卵管炎、盆腔腹膜炎、肝周炎和输卵管卵巢脓肿。炎症可以局限于一个部位,也可同时累及多个部位。最常见的是输卵管炎及输卵管卵巢脓肿。

## 一、发病机制

女性生殖系统具有比较完善的自然防御功能,当自然防御功能遭到破坏,或机体免疫力降低、内分泌发生变化或外源性病原体入侵而导致子宫内膜、输卵管、卵巢、盆腔腹膜、盆腔结缔组织发生炎症。感染严重时,可累及周围器官和组织,当病原体毒性强、数量多、患者抵抗力弱时,常发生败血症及脓毒血症,若未得到及时治疗,可能发生盆腔炎性疾病后遗症。

## 二、临床表现

临床表现差异较大,常见症状为高热、下腹痛、阴道分泌物增多。疼痛常为持续性,活动或性交后加重;若出现腹膜炎,可有消化系统症状,如恶心、呕吐、腹胀、腹泻等。若有脓肿形成,可扪及下腹部肿块,可伴膀胱或直肠刺激症状,下腹部压痛、反跳痛及肌紧张。

## 三、辅助检查

### (一)实验室检查

子宫颈黏液脓性分泌物,或阴道分泌物0.9%氯化钠溶液湿片中见到大量白细胞;红细胞沉降率升高;血C反应蛋白升高;子宫颈分泌物培养或革兰染色涂片淋病奈瑟菌阳性或沙眼衣原体阳性。

### (二)阴道超声检查

显示输卵管增粗,输卵管积液,伴或不伴有盆腔积液、输卵管及卵巢肿块。

### (三)腹腔镜检查

输卵管表面明显充血;输卵管壁水肿;输卵管伞端或浆膜面有脓性渗透物。

### (四)子宫内膜活组织检查

证实子宫内膜炎。

### 四、治疗

#### (一)急性盆腔炎

主要为及时足量的抗生素药物治疗,必要时进行手术治疗。

#### (二)盆腔炎性疾病后遗症

多采用综合性治疗方案控制炎症,同时注意增强身体抵抗力,缓解症状。

### 五、护理评估

#### (一)健康史

(1)了解既往疾病史、用药史、月经史及药物过敏史。

(2)了解流产、分娩的时间、经过及处理。

(3)了解本次患病的起病时间、症状、疼痛性质、部位及有无全身症状。

#### (二)高危因素

1.年龄

盆腔炎性疾病高发年龄为 15～25 岁。

2.性活动及性卫生

初次性交年龄小、有多个性伴侣、性交过频及性伴侣有性传播疾病;有使用不洁的月经垫、经期性交等。

3.下生殖道感染

性传播疾病,如淋病奈瑟菌性子宫颈炎、衣原体性子宫颈炎及细菌性阴道病。

4.子宫腔内手术操作后感染

刮宫术、输卵管通液术、子宫输卵管造影术、宫腔镜检查、人工流产、放置宫内节育器等手术时,消毒不严格或术前适应证选择不当,导致感染。

5.邻近器官炎症直接蔓延

如阑尾炎、腹膜炎等蔓延至盆腔。

#### (三)心理-社会因素

1.对健康问题的感受

是否存在因无明显症状或症状轻而不重视,致延误治疗。

2.对疾病的反应

是否由于慢性疾病过程长,患者思想压力大而产生焦虑、烦躁情绪。若病情严重,则担心预后,患者往往有恐惧、无助感。

3.家庭、社会及经济状况

是否存在因炎症反复发作,严重影响妇女生殖健康甚至导致不孕,且增加家庭与社会经济负担。

### 六、护理措施

#### (一)一般护理

病房整洁、安静,保持环境清洁、舒适,注意室内空气流通,避免交叉感染。测量生命体征,定期巡视病房,细致观察病情变化及治疗反应等。

#### (二)症状护理

(1)分泌物增多,同"阴道炎"的护理。

(2)支持疗法:卧床休息,取半卧位,有利于脓液积聚于直肠子宫陷凹,使炎症局限;给予含有高热量、高蛋白、高维生素的食物或半流质食物,及时补充丢失的液体;对出现高热症状的患者,采取物理降温,出汗时及时更换衣物,保持身体清洁舒服;若患者腹胀严重,应行胃肠减压。

(3)症状观察:密切监测生命体征,测体温、脉搏、呼吸、血压,每4小时1次;物理降温后30分钟测体温,以观察降温效果。若患者突然出现腹痛加剧、寒战、高热、恶心、呕吐、腹胀,应立即报告医师,同时做好剖腹探查的准备。

#### (三)用药护理

1.门诊治疗

指导患者遵医嘱用药,了解用药方案并告知注意事项。头孢西丁钠2 g,单次肌内注射,同时口服丙磺舒1 g,然后改为多西环素100 mg,每天2次,连服14天,可同时加服甲硝唑400 mg,每天2～3次,连服14天;或选用其他第三代头孢菌素与多西环素、甲硝唑合用。

2.住院治疗

严格遵医嘱用药,了解用药方案并密切观察用药反应。

(1)头孢霉素类或头孢菌素类药物:头孢西丁钠2 g,静脉滴注,每6小时1次。头孢替坦钠2 g,静脉滴注,每12小时1次。加多西环素100 mg,每12小时1次,静脉输注或口服。对不能耐受多西环素者,可用阿奇霉素替代,每次500 mg,每天1次,连用3天。对输卵管卵巢脓肿患者,可加用克林霉素或甲硝唑。

(2)克林霉素与氨基糖苷类药物联合方案:克林霉素 900 mg,每 8 小时 1 次,静脉滴注;庆大霉素先给予负荷量(2 mg/kg),然后予维持量(1.5 mg/kg),每 8 小时 1 次,静脉滴注;临床症状、体征改善后继续静脉应用 24～48 小时,克林霉素改口服,每次 450 mg,1 天 4 次,连用 14 天;或多西环素 100 mg,每 12 小时 1 次,连续用药 14 天。

**3.观察药物疗效**

若用药后 48～72 小时,体温持续不降,患者症状加重,应及时报告医师处理。

**4.中药治疗**

中药治疗主要为活血化瘀、清热解毒药物。可遵医嘱指导服中药或用中药外敷腹部,若需进行中药保留灌肠,按保留灌肠操作规程完成。

**(四)手术护理**

(1)药物治疗无效,经药物治疗 48～72 小时,体温持续不降,患者中毒症状加重或包块增大者。

(2)脓肿持续存在,经药物治疗病情好转,继续控制炎症 2～3 周,包块仍未消失但已局限化。

(3)脓肿破裂,突然腹痛加剧,寒战、高热、恶心、呕吐、腹胀,检查腹部拒按或有中毒性休克表现。

**(五)心理护理**

(1)关心患者,倾听患者诉说,鼓励患者表达内心感受,通过与患者进行交流,建立良好的护患关系,尽可能满足患者的合理需求。

(2)加强疾病知识宣传,解除患者思想顾虑,增加其对治疗的信心。

(3)与家属沟通,指导家属关心患者,与患者及家属共同探讨适合个人的治疗方案,取得家人的理解和帮助,减轻患者心理压力。

# 第四节　多囊卵巢综合征

多囊卵巢综合征是最常见的妇科内分泌疾病之一,以雄激素过高的临床或生化表现、持续无排卵、卵巢多囊改变为特征,常伴有胰岛素抵抗和肥胖。

## 一、发病机制

发病机制可能涉及下丘脑-垂体-卵巢轴调节功能异常、胰岛素抵抗和高胰岛素血症、肾上腺内分泌功能异常。

## 二、临床表现

### (一)月经紊乱

多囊卵巢综合征导致患者无排卵或稀发排卵,约 70％患者伴有月经紊乱,主要的临床表现形式为闭经、月经稀发和功能失调性子宫出血,占月经异常妇女的 70％～80％,占继发性闭经患者的 30％,占无排卵型功血患者的 85％。由于多囊卵巢综合征患者排卵功能障碍,缺乏周期性孕激素分泌,子宫内膜长期处于单纯高雌激素刺激下,内膜持续增生易发生子宫内膜单纯性增生、异常性增生,甚至子宫内膜非典型增生和子宫内膜癌。

### (二)高雄激素相关临床表现

1.多毛

毛发的多少和分布因性别和种族的不同而有差异,多毛是雄激素增高的重要表现之一。

2.高雄激素性痤疮

高雄激素性痤疮伴有皮肤粗糙、毛孔粗大,与青春期痤疮不同,具有症状重、持续时间长、顽固难愈、治疗反应差的特点。

3.女性型脱发

多囊卵巢综合征患者 20 岁左右即开始脱发。主要发生在头顶部,向前可延伸到前头部(但不侵犯发际),向后可延伸到后头部(但不侵犯后枕部),只是头顶部毛发弥散性稀少、脱落,它既不侵犯发际线,也不会发生光头。

4.皮脂溢出

多囊卵巢综合征患者产生过量的雄激素,发生高雄激素血症,使皮脂分泌增加,导致患者头面部油脂过多,毛孔增大,鼻唇沟两侧皮肤稍发红、油腻,头皮鳞屑多、头皮痒,胸、背部油脂分泌也增多。

5.男性化表现

主要表现为有男性型阴毛分布,一般不出现明显男性化表现,如阴蒂肥大、乳腺萎缩、声音低沉及其他外生殖器发育异常。在多囊卵巢综合征患者如有典型男性化表现应注意鉴别先天性肾上腺皮质增生、肾上腺肿瘤及分泌雄激素的肿瘤等。

**（三）卵巢多囊样改变**

关于卵巢多囊样改变的超声诊断标准虽然进行了大量的研究，但仍众说纷纭，加上人种的差异，其诊断标准的统一更加困难。

**（四）其他**

1.肥胖

肥胖占多囊卵巢综合征患者的 30％～60％，其发生率因种族和饮食习惯不同而不同。在美国，50％的多囊卵巢综合征妇女存在超重或肥胖，而其他国家的报道中肥胖型多囊卵巢综合征相对要少的多。多囊卵巢综合征的肥胖表现为向心性肥胖，甚至非肥胖的多囊卵巢综合征患者也表现为血管周围或网膜脂肪分布比例增加。

2.不孕

由于排卵功能障碍使多囊卵巢综合征患者受孕率降低，且流产率增高，但多囊卵巢综合征患者的流产率是否增加或流产是否为超重的结果目前还不清楚。

3.阻塞性睡眠窒息

这种问题在多囊卵巢综合征患者中常见，且不能单纯用肥胖解释，胰岛素抵抗较年龄、体质指数或循环睾酮水平对睡眠中呼吸困难的预测作用更大。

4.抑郁

多囊卵巢综合征患者抑郁发病率增加，且与高体质指数和胰岛素抵抗有关，患者生活质量和性满意度明显下降。

**三、辅助检查**

**（一）基础体温测定**

表现为单相型基础体温曲线。

**（二）B超检查**

卵巢增大，一侧或两侧卵巢有多囊改变。连续监测未见主导卵泡发育及排卵迹象。

**（三）诊断性刮宫**

应选在月经前数天或月经来潮 6 小时内进行，刮出的子宫内膜呈不同程度增殖改变，无分泌期改变。

**(四)腹腔镜检查**

见卵巢增大,包膜增厚,表面光滑,呈灰白色,有新生血管。包膜下显露多个卵泡,无排卵征象,无排卵孔,无血体,无黄体。

**(五)内分泌测定**

雄激素水平高、雌激素改变、促性腺素变化、胰岛素抵抗、血清催乳素水平升高,腹部肥胖者应检测空腹血糖及口服葡萄糖耐量试验,还应检测空腹胰岛素及葡萄糖负荷后血清胰岛素。

### 四、治疗

以调整月经周期、降低血雄激素水平、改善胰岛素抵抗及有生育要求者促排卵为主,兼以调整生活方式,控制体重。

### 五、护理评估

**(一)健康史**

详细询问患者月经史,包括初潮年龄、月经周期、经期、经量等情况,询问患者及其家族的既往疾病史,了解患者生育史、血压、体重、饮食、运动状况等。

**(二)生理状况**

(1)症状:①月经失调;②不孕。

(2)体征:①多毛、痤疮;②肥胖;③黑棘皮症。

**(三)高危因素**

1.遗传因素

有多囊卵巢综合征、糖尿病、高血压、男性秃顶、肥胖家族史的少女患青春期多囊卵巢综合征的风险更高。

2.环境因素

超重、肥胖及继发的胰岛素抵抗。

3.其他因素

心理障碍如抑郁、焦虑;饮酒;睡眠质量差;慢性炎症;铁代谢异常等。

**(四)心理-社会因素**

(1)多毛、痤疮等高雄激素的临床表现和肥胖,可能导致自我形象紊乱和自尊心低下。

(2)不孕患者担心家人不理解,影响家庭关系。

### 六、护理措施

#### (一)一般护理

病房整洁、安静,保持环境清洁、舒适,注意室内空气流通,避免交叉感染。测量生命体征,定期巡视病房,细致观察病情变化及治疗反应等。

#### (二)症状护理

(1)月经失调者需定期合理应用药物调整月经周期。

(2)肥胖者应控制饮食和增加运动以降低体重、缩小腰围,可增加胰岛素敏感性,降低胰岛素、睾酮水平,从而恢复排卵及生育功能。

#### (三)用药护理

遵医嘱合理正确使用药物。

1.调整月经周期

(1)避孕药:为雌孕激素联合周期疗法,常用口服短效避孕药,周期性服用,疗程一般为3~6个月,可重复使用,能有效抑制毛发生长和治疗痤疮。口服避孕药不宜用于有血栓性疾病、心脑血管疾病及40岁以上吸烟的女性。青春期女孩应用口服避孕药前,应做好充分的知情同意。服药初期可能出现食欲缺乏、恶心、呕吐、乏力、头晕、乳房胀痛等反应,一般不需特殊处理。

(2)孕激素:后半周期疗法,适用于无严重高雄激素症状和代谢紊乱的患者。于月经周期后半期(第16~25天)口服地屈孕酮片10 mg,每天1次,共10天,或肌内注射黄体酮20 mg,每天1次,共5天。

2.降低血雄激素水平

(1)复方醋酸环丙孕酮(达英-35):高雄激素血症治疗首选药物。从自然月经或撤退出血第1~5天服用,每天1片,连续服用21天。停药约5天开始出现撤退性出血,撤退出血第1~5天重新开始用药,至少3个月。告知患者停药后高雄激素症状将恢复。

(2)糖皮质激素:适用于雄激素过多为肾上腺来源或肾上腺和卵巢混合来源者,常用药物为地塞米松,每晚0.25 mg,口服,剂量不宜超过每天0.5 mg,以免过度抑制垂体-肾上腺轴功能。

3.改善胰岛素抵抗

可采用二甲双胍,常用剂量为每次口服500 mg,每天2~3次,3~6个月复诊,了解月经和排卵情况,复查血胰岛素。二甲双胍常见不良反应是胃肠道反应,餐中用药可减轻反应。严重的不良反应是可能发生肾功能损害和乳酸性酸中毒,需定期复查肾功能。

**4.诱发排卵**

氯米芬为一线促排卵药物,从自然月经或撤退出血第 1~5 天开始口服,每天 1 次,每次 50 mg,共 5 天。如无排卵,遵医嘱可增加剂量。氯米芬抵抗患者可给予二线促排卵药物,如促性腺激素等。诱发排卵时易发生卵巢过度刺激综合征,需严密监测。

**(四)手术护理**

**1.手术指征**

严重的多囊卵巢综合征患者及对促排卵治疗无效者需行手术治疗。

**2.手术方式**

腹腔镜下卵巢打孔术或卵巢楔形切除术。

**3.手术护理**

病房整洁、安静,保持环境清洁、舒适,注意室内空气流通,避免交叉感染。测量生命体征,定期巡视病房,细致观察病情变化及治疗反应等。

**(五)心理护理**

(1)告知患者坚持治疗的重要性,多毛、痤疮、肥胖等症状会逐步缓解或消除,纠正自我形象紊乱,增强自尊心。

(2)告知患者通过规范治疗,有可能受孕,同时和家属沟通,希望家人给予患者理解和鼓励,保持家庭关系和睦。

# 第五节 子宫肌瘤

子宫肌瘤是女性生殖器官中最常见的一种良性肿瘤,也是人体中最常见的肿瘤之一,由平滑肌及结缔组织组成,常见于 30~50 岁妇女,20 岁以下少见。子宫肌瘤多见于宫体,少见子宫颈肌瘤,按肌瘤和子宫肌层的关系可分为肌壁间、黏膜下及浆膜下肌瘤。

**一、发病机制**

子宫肌瘤的发病机制,尤其是其启动因子,尚未完全明确。迄今为止的研究证据明确了卵巢性激素是子宫肌瘤生长必不可少的,卵巢性激素对靶细胞或靶组织的作用部分通过局部各种细胞因子的介导,从而调节细胞转化、细胞生长、细胞肥大、血管形成、细胞外基质形成,肌瘤得以形成和生长。

## 二、临床表现

### (一)症状

多数患者无症状,仅在盆腔检查或超声检查时偶被发现。如有症状则与肌瘤生长部位、速度、有无变性及有无并发症关系密切,而与肌瘤大小、数目多少关系相对较小。患有多个浆膜下肌瘤者未必有症状,而一个较小的黏膜下肌瘤常可引起不规则阴道流血或月经过多。临床上常见的症状如下。

**1.子宫出血**

子宫出血为子宫肌瘤最主要的症状,出现于半数以上的患者。其中以周期性出血为多,可表现为月经量增多、经期延长或周期缩短,亦可表现为不具有月经周期性的不规则阴道流血。子宫出血以黏膜下肌瘤及肌壁间肌瘤较多见,而浆膜下肌瘤很少引起子宫出血。

**2.腹部包块及压迫症状**

肌瘤逐渐生长,当其使子宫增大超过 3 个月妊娠子宫大小或为位于宫底部的较大浆膜下肌瘤时,常能在腹部扪到包块,清晨膀胱充盈时更为明显。包块呈实性,可活动,无压痛。肌瘤长到一定大小时可引起周围器官压迫症状,子宫前壁肌瘤贴近膀胱者可产生尿频、尿急症状;巨大宫颈肌瘤压迫膀胱可引起排尿不畅甚至尿潴留;子宫后壁肌瘤特别是峡部或宫颈后唇肌瘤可压迫直肠,引起大便不畅、排便后不适感;巨大阔韧带肌瘤可压迫输尿管,甚至引起肾盂积水。

**3.疼痛**

一般情况下子宫肌瘤不引起疼痛,但不少患者可诉有下腹坠胀感、腰背酸痛。当浆膜下肌瘤发生蒂扭转或子宫肌瘤发生红色变性时可产生急性腹痛,肌瘤合并子宫内膜异位症或子宫腺肌症者亦不少见,则可有痛经。

**4.白带增多**

子宫腔增大,子宫内膜腺体增多,加之盆腔充血,可使白带增加。子宫或宫颈的黏膜下肌瘤发生溃疡、感染、坏死时,则产生血性或脓性白带。

**5.不孕与流产**

有些子宫肌瘤患者伴不孕或易发生流产,对受孕及妊娠结局的影响可能与肌瘤的生长部位、大小及数目有关。巨大子宫肌瘤可引起宫腔变形,妨碍孕囊着床及胚胎生长发育;肌瘤压迫输卵管可导致管腔不通畅;黏膜下肌瘤可阻碍孕囊着床或影响精子进入宫腔。肌瘤患者自然流产率高于正常人群,其比约 4:1。

**6.贫血**

由于长期月经过多或不规则阴道流血可引起失血性贫血,较严重的贫血多见于黏膜下肌瘤患者。

**7.其他**

极少数子宫肌瘤患者可产生红细胞增多症、低血糖,一般认为与肿瘤产生异位激素有关。

### (二)体征

**1.腹部检查**

子宫增大超过 3 个月妊娠大小或较大宫底部浆膜下肌瘤,可在耻骨联合上方或下腹部正中扪及包块,实性,无压痛,若为多发性子宫肌瘤则肿块外形呈不规则状。

**2.盆腔检查**

妇科双合诊、三合诊检查,子宫呈不同程度增大,欠规则,子宫表面有不规则突起,呈实性,若有变性则质地较软。妇科检查时子宫肌瘤的体征根据其不同类型而异,带蒂浆膜下肌瘤若蒂较长,于宫旁可扪及实质性包块,活动自如,此种情况易与卵巢肿瘤混淆。黏膜下肌瘤下降至宫颈管口处,宫口松,检查者手指伸入宫颈口内可触及光滑球形的瘤体。若已脱出于宫颈口外则可见到肿瘤,表面呈暗红色,有时有溃疡、坏死。较大的宫颈肌瘤可使宫颈移位及变形,宫颈可被展平或上移至耻骨联合后方。

### 三、辅助检查

### (一)超声检查

超声检查为目前最为常用的辅助诊断方法。它可显示子宫增大,形状不规则,肌瘤数目、部位、大小及肌瘤内部是否均匀或液化、囊变等。超声检查既有助于诊断子宫肌瘤,并为区别肌瘤是否有变性提供参考,又有助于与卵巢肿瘤或其他盆腔肿块鉴别。

### (二)诊断性刮宫

通过宫腔探针探测子宫腔大小及方向,感觉宫腔形态,了解宫腔内有无肿块及其所在部位。对于子宫异常出血的患者常需鉴别子宫内膜病变,诊断性刮宫具有重要价值。

### (三)宫腔镜检查

在宫腔镜下可直接观察宫腔形态、有无赘生物,有助于黏膜下肌瘤的诊断。

### (四)腹腔镜检查

当肌瘤须与卵巢肿瘤或其他盆腔肿块鉴别时,可行腹腔镜检查,直接观察子宫大小、形态、肿瘤生长部位并初步判断其性质。

### (五)磁共振检查

一般情况下,无须采用 MRI 检查,如果需要鉴别诊断是子宫肌瘤还是子宫肉瘤,MRI 检查尤其是增强延迟显像有助于鉴别子宫肌瘤和子宫肉瘤。在腹腔镜手术前,MRI 检查也有助于临床医师在术前和术中了解肌瘤的位置,减少残留。

## 四、治疗

根据患者的症状、年龄和生育要求及肌瘤的类型、大小、数目全面考虑。可以观察等待、药物治疗或手术治疗。

## 五、护理评估

### (一)健康史

仔细询问月经史、生育史,有无长期使用雌激素的历史;发病后月经变化情况,有无肌瘤压迫症状;曾接受治疗的经过、疗效及用药后的机体反应;如发现腹部包块者,应询问发现的时间、部位、质地及生长速度,如短时间内迅速增大,则应排除恶变的可能。

### (二)高危因素

雌激素长期刺激,细胞遗传学异常。

### (三)心理-社会因素

(1)患者急迫想要了解肿瘤性质,对治疗方案犹豫不决,对手术治疗充满恐惧不安的心理。

(2)患者对手术后生育功能、女性性征的维持、性生活产生担忧、焦虑。

## 六、护理措施

### (一)一般护理

病房整洁、安静,保持环境清洁、舒适,注意室内空气流通,避免交叉感染。

测量生命体征,定期巡视病房,细致观察病情变化及治疗反应等。

**(二)症状护理**

(1)阴道流血时观察阴道流血量,注意保持外阴清洁,勤换会阴垫。

(2)贫血患者给予高蛋白、含铁、富含维生素的食物。

(3)阴道流血多的患者,遵医嘱正确使用止血药和子宫收缩药,必要时补液、输血、抗感染及刮宫止血治疗。

(4)肿瘤局部压迫导致排尿困难、尿潴留时,给予导尿以缓解尿潴留症状。

(5)肿瘤局部压迫导致大便不畅时,用缓泻剂软化粪便,以缓解便秘症状。

(6)黏膜下肌瘤脱出阴道者,保持局部清洁,防止感染。

**(三)用药护理**

1.药物治疗

适用于症状轻、近绝经年龄或全身情况不宜手术者。

2.常用药物

(1)促性腺激素释放激素类似物:常用药物有亮丙瑞林,每次 3.75 mg,或戈舍瑞林 3.6 mg,每月皮下注射 1 次。告知患者用药可以缓解症状并抑制肌瘤生长使其萎缩。但停药后又逐渐增大到原来大小。用药期间应观察有无绝经综合征、骨质疏松等症状,用药 6 个月以上可产生以上不良反应,故长期用药受限制。

(2)米非司酮:每天 12.5 mg,口服,可作为术前用药或提前绝经使用。早期服药可出现轻度恶心,无呕吐,继续服药后症状自然消失。告知患者米非司酮拮抗孕激素,抑制肌瘤生长,但长期使用米非司酮,可出现子宫内膜增生,因此用药期间需监测子宫内膜。

**(四)手术护理**

1.手术指征

有症状或疑有肉瘤变者。

2.手术方式

手术可经腹、经阴道或经宫腔镜及腹腔镜进行,手术方式有子宫肌瘤切除术和子宫切除术。

3.手术护理

(1)术前护理。①饮食护理:外阴、阴道手术及恶性肿瘤手术或可能涉及肠道的手术,术前 3 天进无渣半流质饮食,术前 1 天进流质饮食,手术前 8 小时禁食,术前 4 小时禁饮。②皮肤准备:腹部手术备皮范围是上起剑突水平,两侧至腋中线,下至大腿内上侧 1/3 及会阴部。阴道手术上起耻骨联合上 10 cm,两侧至腋中线,下至外阴部、肛门周围、臀部及大腿内侧上 1/3。腹腔镜手术患者重点做好脐周清洁,清除脐窝污垢。③肠道准备:清洁肠道应遵医嘱于术前 3 天、术前 1 天、手术当天灌肠或清洁灌肠,也可以口服缓泻剂代替多次灌肠。④阴道准备:遵医嘱术前 1 天或 3 天行阴道冲洗或擦洗,每天 1～2 次。

(2)术中护理:按手术室护理常规护理。

(3)术后护理。①详细了解术中情况,包括麻醉类型、手术范围、术中出血量、尿量、用药情况、有无特殊注意事项等。②术后体位:术后回病房根据麻醉方式决定体位,硬膜外麻醉者去枕平卧 6～8 小时,全麻患者未清醒时应去枕平卧,头偏向一侧。然后根据不同手术指导患者采取不同体位,如外阴癌根治术应采取平卧位,腹部手术可采取半卧位。③监测生命体征:通常术后每 15～30 分钟测量一次脉搏、呼吸、血压,观察患者精神状态,4～6 小时平稳后可根据手术大小及病情改为每 4 小时 1 次或遵医嘱监测并记录。④饮食护理:术后 6 小时禁食禁饮,根据病情遵医嘱开始进食流质,然后半流质饮食,最后过渡到普食。⑤伤口护理:观察伤口有无渗血、渗液或敷料脱落的情况,有无阴道流血,发现异常应报告医师及时处理。⑥导尿管护理:保持导尿管通畅,观察并记录尿量、颜色、性质,手术当天每小时尿量应不少于 100 mL,至少 50 mL 以上,如有异常,及时通知医师。根据手术范围及病情术后留置尿管 1～14 天,保持会阴清洁,每天 2 次会阴擦洗,防止发生泌尿系统感染,尿管拔除后 4～6 小时应督促并协助患者自行排尿,以免发生尿潴留。⑦引流管护理:包括盆腔、腹腔引流管,可经腹部或阴道放置,合理固定引流管,注意保持引流管通畅,避免扭曲、受压及脱落,注意观察引流液的颜色、性状及量并做好记录。一般 24 小时内引流液不超过 200 mL,性状应为淡血性或浆液性,引流量逐渐减少,根据引流量,一般留置 24～48 小时,引流量＜10 mL 便可拔除。拔管后,注意观察置管伤口的愈合情况。⑧活动指导:鼓励尽早下床活动,暂时不能下床的患者需勤翻身、四肢适当活动,可以改善胃肠功能,预防或减轻腹胀,协助并教会患者做踝足运动,预防静脉血栓的发生。术后第一次下床的患者起床需缓慢,有护士或家属陪护,防止因直立性低血压引起晕厥。⑨疼痛护理:伤口疼痛,通常术后 24 小时内最为明显,可以更换体位减轻伤口张力,遵医嘱给予止痛药;腹腔镜手术术后 1～2 天因二氧化碳气腹原因可引起双肋部及肩部疼痛,即串气痛,多可自行缓解,适当活动四肢可减轻症状,必要时使用镇痛剂。⑩腹胀护理:如出现腹胀不能缓解,可采取肛管排气、肌内注射新斯的明等护理措施。

**(五)心理护理**

(1)讲解子宫肌瘤相关知识,30 岁以上妇女约 20％有子宫肌瘤,是妇科最常见的良性肿瘤,消除其不必要的思想顾虑和不安。

(2)鼓励患者说出内心感受,耐心解答患者及家属的疑虑,增强康复信心。

(3)介绍常用治疗方案及各种方案的利弊,让患者参与决定治疗和护理方案,以良好的心态配合治疗。

(4)让患者了解子宫肌瘤切除术或子宫切除术并不切除卵巢,对卵巢功能影响不大,手术后不影响性生活及女性性征。

# 第六节 早 产

早产指妊娠期满 28 周至不足 37 周间分娩者。此时娩出的新生儿称为早产儿,体重为 1 000～2 499 g。早产儿各器官发育不够健全,出生孕周越小,体重越轻,其预后越差。我国早产占分娩总数的 5％～15％。出生 1 岁以内死亡的婴儿约 2/3 为早产儿。随着早产儿的治疗和监护手段不断进步,其生存率明显提高,伤残率下降,有些国家已将早产时间的下限定义为妊娠 24 周或 20 周等。

**一、病因**

(1)胎膜早破,绒毛膜羊膜炎。

(2)下生殖道及泌尿系统感染。

(3)妊娠合并症和并发症。

(4)子宫过度膨胀及胎盘因素。

(5)子宫畸形。

(6)宫颈内口松弛。

**二、临床表现**

早产的主要临床表现是子宫收缩,最初为不规律宫缩,常伴有少量阴道出血或血性分泌物,以后发展为规律宫缩。子宫颈管先消退,然后扩张。

### 三、辅助检查

#### (一)产科检查

核实孕周,评估胎儿成熟度、胎方位等,观察产程进展,确定早产进程。

#### (二)实验室检查

阴道分泌物的生化指标检测、子宫颈分泌物培养。

#### (三)影像学检查

经阴道超声测量子宫颈管≤20 mm 或伴有宫口扩张;腹部超声胎盘及羊水。

### 四、治疗

#### (一)一般治疗

卧床,吸氧等。

#### (二)药物治疗

抑制宫缩,控制感染,预防新生儿呼吸窘迫综合征。

#### (三)分娩处理

临产后慎用呼吸中枢抑制药;侧切防新生儿颅内出血。

### 五、护理评估

#### (一)健康史

详细了解妊娠经过、孕产史及家族史。

#### (二)高危因素

(1)有晚期流产及早产史,再发风险高 2 倍。

(2)孕中期阴道超声检查子宫颈长度≤25 mm 的孕妇。

(3)有子宫颈手术史者。

(4)孕妇年龄<17 岁或>35 岁。

(5)妊娠间隔过短的孕妇,2 次妊娠时间如控制在 18～23 个月,早产风险相对较低。

(6)孕妇体质指数<19 kg/m²,或孕前体重<50 kg,营养状况差等。

(7)多胎妊娠者,双胎早产率近 50%,3 胎早产率高达 90%。

(8)辅助生殖技术助孕者。

（9）胎儿及羊水量异常者。

（10）有妊娠并发症或合并症者，如并发重度子痫前期、子痫、产前出血、妊娠期肝内胆汁淤积症、妊娠期糖尿病、并发甲状腺疾病、严重心肺疾病、急性传染病等。

（11）异常嗜好，如烟酒嗜好或吸毒的孕妇。

### 六、护理措施

#### （一）一般护理

实时监测生命体征变化；产科检查通过四步触诊判定胎方位，注意监护胎心情况、宫高变化、腹部压痛范围和程度等。

#### （二）产程观察

（1）严密观察产妇宫缩情况，必要时检查宫口扩张、先露下降及胎膜破裂情况并做好记录。

（2）加强胎心监护。

（3）分娩镇痛以硬脊膜外阻滞麻醉镇痛相对安全。

（4）不提倡常规会阴侧切。

（5）不支持没有指征应用产钳。

#### （三）用药护理

1.宫缩抑制剂

（1）钙通道阻滞剂：硝苯吡啶，口服，起始剂量为 20 mg，然后每次 10～20 mg，每天 3～4 次，根据宫缩情况调整，可持续 48 小时。服药中注意观察血压，防止血压过低。

（2）前列腺素合成酶抑制剂：吲哚美辛，经阴道或直肠给药，也可口服，起始剂量为 50～100 mg，然后每 6 小时给 25 mg，可维持 48 小时。

（3）$\beta_2$ 肾上腺素能受体兴奋剂：利托君，静脉滴注，起始剂量 50～100 μg/min，每 10 分钟可增加剂量 50 μg/min，至宫缩停止，最大剂量不超过 350 μg/min，共 48 小时。使用过程中应密切观察心率和主诉，如心率超过 120 次/分，或诉心前区疼痛则停止使用。

（4）缩宫素受体拮抗剂：阿托西班，静脉滴注，起始剂量为 6.75 mg/min，继之以 18 mg/h 的剂量维持 3 小时，接着以 6 mg/h 的剂量维持 45 小时。

（5）不推荐 48 小时后的持续宫缩抑制剂治疗。

(6)尽量避免联合使用 2 种或以上宫缩抑制剂。

**2.硫酸镁的应用**

推荐妊娠 32 周前早产者常规应用硫酸镁作为胎儿中枢神经系统保护剂治疗。硫酸镁不但能降低早产儿脑瘫的风险,而且能减轻妊娠 32 周早产儿的脑瘫程度。32 周前的早产临产,宫口扩张后用药,负荷剂量 4.0 g 静脉滴注,30 分钟滴完,然后以 1 g/h 维持至分娩。

**3.糖皮质激素促胎肺成熟**

所有妊娠 28~34$^{+6}$ 周的先兆早产应当给予 1 个疗程的糖皮质激素。应用地塞米松 6 mg 肌内注射,每 12 小时重复 1 次,共 4 次;若早产临产,来不及完成整个疗程,也应给药。降低新生儿死亡率、呼吸窘迫综合征、脑室周围出血、坏死性小肠炎的发病率及缩短新生儿入住 ICU 的时间。

**4.抗感染治疗**

对胎膜完整的早产,使用抗生素不能预防早产,除非分娩在即而下生殖道 β 型溶血性链球菌检测阳性,否则不推荐应用抗生素;对未足月胎膜早破者,预防性使用抗生素。

**(四)心理护理**

(1)为孕产妇提供心理支持,加强陪伴以减少产程中的孤独感、无助感。

(2)积极应对,可安排时间与孕妇进行开放式讨论。

(3)帮助建立母亲角色,接纳婴儿,为母乳喂养作准备。

# 第七节 胎 盘 早 剥

妊娠 20 周后或分娩期,正常位置的胎盘在胎儿娩出前,部分或全部从宫壁剥离,称为胎盘早剥。发病率在国外为 1%~2%,国内为 0.46%~2.1%,属于晚期妊娠并发症,起病急、发展快,若处理不及时可危及母儿生命。

## 一、发病机制

尚不清楚,可能与以下因素有关。

(1)孕妇血管病变导致蜕膜静脉床淤血或破裂,形成胎盘后血肿而致部分或全部胎盘剥离。

(2)宫腔压力骤减导致胎盘与宫壁发生错位而剥离。

(3)机械性因素:外伤、脐带过短等引起胎盘后血肿导致胎盘剥离。

(4)滥用可卡因、孕妇代谢异常、血栓形成等其他原因导致的胎盘剥离。

## 二、临床表现

### (一)症状

轻型胎盘早剥症状不明显,典型症状是阴道出血、腹痛、子宫收缩和子宫压痛。出血特征为陈旧性不凝血。绝大多数发生在孕 34 周以后。往往是胎盘早剥的严重程度与阴道出血量不相符。后壁胎盘的隐性剥离多表现为腰背部疼痛,子宫压痛可不明显。部分胎盘早剥伴有宫缩,但宫缩频率高、幅度低,间歇期也不能完全放松。

### (二)体征

常常是胎心率首先发生变化,宫缩后子宫弛缓欠佳。触诊时子宫张力增大,宫底增高,严重时子宫呈板状,腹部肌紧张,压痛明显,胎位触及不清;胎心率改变或消失。

## 三、辅助检查

### (一)超声检查

超声检查不是诊断胎盘早剥的敏感手段,准确率在 25% 左右。超声检查无异常发现也不能排除胎盘早剥,但可用于前置胎盘的鉴别诊断及保守治疗的病情监测。

### (二)胎心监护

胎心监护用于判断胎儿的宫内状况,胎盘早剥时可出现胎心监护的基线变异消失、变异减速、晚期减速、正弦波形及胎心率缓慢等。

### (三)实验室检查

主要监测产妇的贫血程度、凝血功能、肝功能、肾功能及电解质等。进行凝血功能检测和纤溶系统确诊试验,以便及时发现弥散性血管内凝血。

## 四、治疗

根据孕周、早剥的严重程度、有无并发症、宫口开大情况、胎儿宫内状况等决定。治疗包括纠正休克;监测胎儿宫内情况;阴道分娩或剖宫产终止妊娠;保守治疗;处理产后出血及弥散性血管内凝血等严重并发症。

### 五、护理评估

#### (一)健康史

本次妊娠经过、孕产史及家族史等。

#### (二)高危因素

胎盘早剥的高危因素包括产妇有血管病变、机械因素、子宫静脉压升高、高龄多产、外伤及接受辅助生育技术助孕等。

#### (三)心理-社会因素

胎盘早剥孕妇发生内出血时,严重者常表现为急性贫血和休克症状,而无阴道流血或有少量阴道流血。因此,对胎盘早剥孕妇除进行阴道流血的量、色评估外,应重点评估腹痛的程度、性质,孕妇的生命体征和一般情况,及时、正确地了解孕妇的身体状况。胎盘早剥孕妇入院时情况危急,孕妇及其家属常常感到高度紧张和恐惧。

### 六、护理措施

#### (一)一般护理

实时监测生命体征变化;产科检查通过四步触诊判定胎方位,注意监护胎心情况、宫高变化、腹部压痛范围和程度,阴道流血等。

#### (二)症状护理

(1)患者入院时,情况危重、处于休克状态,应积极补充血容量,及时输入新鲜血液,尽快改善患者状况。胎盘早剥一旦确诊,必须及时终止妊娠。终止妊娠的方法根据胎次、早剥的严重程度、胎儿宫内状况及宫口开大等情况而定。此外,对并发症如凝血功能障碍、产后出血和急性肾衰竭等进行处理。

(2)严密观察病情变化,及时发现并发症。凝血功能障碍表现为皮下、黏膜或注射部位出血,子宫出血不凝,有时有尿血、咯血及呕血等现象;急性肾衰竭可表现为尿少或无尿。护士应高度重视上述症状,一旦发现,及时报告医师并配合处理。

(3)对于有外伤史的产妇或疑有胎盘早剥时,应至少行4小时的胎心监护,以早期发现胎盘早剥。

#### (三)用药护理

(1)对于孕32～34周的0～Ⅰ级胎盘早剥者,可予以保守治疗。

(2)纠正休克,改善患者一般情况。护士应迅速开放静脉,积极补充血容量,及时输入新鲜血液,既能补充血容量,又可补充凝血因子。同时密切监测胎儿状态。

(3)由于凝血功能障碍及子宫收缩乏力,胎盘早剥患者常发生产后出血。应给予促宫缩药物,针对性补充血制品。

**(四)心理护理**

胎盘早剥孕妇入院时情况危急,注意产妇及家人的情绪变化,及时予以疏导,对产妇及家人讲解各种治疗过程以取得配合。

# 第八节 产 后 出 血

产后出血是指胎儿娩出后24小时内出血量超过500 mL。产后出血是分娩期的严重并发症,居我国孕产妇死亡原因的首位。其发生率占分娩总数的2%～3%,其中80%以上发生在产后2小时内。本节同时介绍晚期产后出血,即分娩24小时后,产褥期内发生的子宫大量出血,称为晚期产后出血,以产后1～2周发病最常见。

**一、病因**

导致产后出血的主要原因有子宫收缩乏力、胎盘因素、软产道损伤、凝血功能障碍。其中子宫收缩乏力是产后出血最常见的原因,占产后出血总数的70%～80%。

**(一)子宫收缩乏力**

导致子宫收缩乏力的因素包括精神过度紧张、体质虚弱等全身因素,产程延长、前置胎盘、胎盘早剥等产科因素,多胎妊娠、羊水过多、巨大胎儿、子宫肌瘤等子宫因素,以及过多使用镇静剂、麻醉剂等药物因素。

**(二)胎盘因素**

胎盘因素包括胎盘滞留、胎盘植入、胎盘部分残留等。

**(三)软产道损伤**

容易导致软产道损伤的因素包括手术助产、急产、巨大胎儿分娩、软产道组织弹性差等。

### (四)凝血功能障碍

凝血功能障碍包括原发性血小板减少、再生障碍性贫血等原发凝血功能异常及子痫、死胎、羊水栓塞、胎盘早剥等产科因素所致的继发性凝血功能异常。

导致晚期产后出血的常见原因有胎盘及胎膜残留、蜕膜残留、胎盘附着面复旧不全、感染、剖宫产术后子宫切口裂开等,其中胎盘、胎膜残留为阴道分娩最常见的原因。

## 二、临床表现

### (一)产后出血的症状与体征

1.症状

阴道大量流血,伴有面色苍白、出冷汗,主诉口渴、头晕、心慌、寒战等。若胎儿娩出后立即发生阴道流血,色鲜红能自凝,应考虑软产道裂伤;若胎儿娩出后数分钟发生阴道流血,色暗红,应考虑胎盘因素;若胎盘娩出后阴道流血,色暗红,子宫质软,子宫底扪不清,应考虑子宫收缩乏力;若阴道持续流血,且血液不能自凝,应考虑凝血功能障碍。失血表现明显但阴道流血不多者,应警惕阴道血肿的可能。剖宫产者,表现为胎盘剥离面广泛出血或切口裂伤处持续出血。

2.体征

血压下降、脉搏细速,子宫收缩乏力性出血者,子宫轮廓不清,经按摩后子宫质地变硬,且按摩时伴有大量阴道流血。

### (二)晚期产后出血的症状与体征

1.症状

胎盘、胎膜残留及蜕膜残留者多发生在产后 10 天左右,表现为血性恶露持续时间延长,反复出血或突然大量出血;胎盘附着面复旧不全者多发生于产后 2 周左右,表现为反复多次阴道流血或突然大量阴道流血;剖宫产术后切口愈合不良或裂开者,多发生在术后 2~3 周,表现为急性大量出血,严重者可发生休克。常伴有腹痛、发热、恶露异常等感染症状。

2.体征

子宫大而软,宫口松弛,阴道及宫口可有血块堵塞或见残留组织;感染者子宫压痛明显。

### 三、辅助检查

#### (一)产科检查

评估子宫收缩情况及宫底高度。

#### (二)出血量的估计

估计出血量的方法有称重法、容积法、面积法、休克指数法等。

#### (三)实验室检查

血常规,出、凝血时间,凝血酶原时间及纤维蛋白原测定。

#### (四)B超检查

晚期产后出血时可了解子宫大小、宫腔内有无残留物及子宫切口愈合情况。

#### (五)血 β-hCG 测定

晚期产后出血者了解有无胎盘残留或滋养细胞疾病。

#### (六)病理检查

晚期产后出血者的宫腔刮出物送病理检查,了解有无蜕膜、绒毛组织等,协助诊断。

### 四、治疗

针对出血原因迅速止血;补充血容量,纠正失血性休克;防治感染。

### 五、护理评估

#### (一)健康史

详细了解分娩经过,了解有无多胎妊娠、羊水过多、重症肝炎、精神过度紧张等,有无软产道裂伤、胎盘植入等。

#### (二)心理-社会因素

评估产妇及家属有无惊慌、恐惧等心理问题及对治疗护理的配合程度。

#### (三)高危因素

1.产后出血的高危因素

(1)产妇精神过度紧张或恐惧者。

(2)临产后过多使用镇静剂、麻醉剂或子宫收缩抑制剂者。

(3)有妊娠并发症或合并症者,如前置胎盘、胎盘早剥、妊娠期高血压疾病、多胎妊娠、羊水过多、巨大胎儿、子宫肌瘤、宫内感染等。

(4)胎盘植入或产后胎盘滞留者。

(5)行阴道助产手术者。

(6)急产或软产道组织弹性差者。

(7)合并凝血功能障碍性疾病者,如原发性血小板减少、再生障碍性贫血、重症肝炎等。

(8)羊水栓塞、重度子痫、死胎等可引起弥散性血管内凝血,从而导致产后出血。

2.晚期产后出血的高危因素

(1)胎盘植入者。

(2)前置胎盘者。

(3)卫生习惯不良者。

(4)胎膜早破、产程延长及多次行阴道检查者。

(5)术中出血多导致贫血者。

(6)多次剖宫产史者。

(7)剖宫产横切口选择过高或过低者。

(8)剖宫产切口缝合不当者。

## 六、护理措施

### (一)一般护理

除产科一般护理外,还应鼓励产妇多食富含高蛋白、铁和维生素的食物,如牛奶、鸡蛋、瘦肉、绿叶蔬菜、水果等,少量多餐。晚期产后出血者,若有组织物排出,应保留并送病理检查。

### (二)止血的护理

1.子宫收缩乏力性出血

可通过按摩子宫、使用宫缩剂、宫腔内填塞纱条、结扎血管等进行止血,必要时切除子宫。

2.胎盘因素所致出血

胎盘已剥离但尚未娩出者,可挤压宫底,牵引脐带协助胎盘娩出;胎盘粘连者,可徒手剥离胎盘后协助娩出;胎盘、胎膜残留者,可行刮宫术;胎盘植入者,应及时做好子宫切除术的准备。

3.软产道损伤所致出血

应及时缝合裂伤处。有软产道血肿者,应切开血肿,清除积血,再缝合止血。

4.凝血功能障碍所致出血

尽快输注新鲜全血,补充血小板、纤维蛋白原、凝血因子等。

### (三)失血性休克的护理

对产后失血过多者,应及早补充血容量;对失血多甚至发生休克者,应保持环境安静,协助产妇取平卧位,吸氧、保暖,严密观察并详细记录产妇的意识状态、皮肤颜色、血压、脉搏、呼吸及尿量,建立静脉通道并遵医嘱输血输液;观察子宫收缩情况及会阴部切口情况,遵医嘱应用抗生素预防感染。

### (四)用药护理

遵医嘱使用抗生素预防感染,特别是晚期产后出血,常用青霉素、头孢菌素类抗生素,待病原菌和药物敏感试验结果明确后,改用敏感抗生素。

### (五)心理护理

产后出血导致产妇体质虚弱,活动无耐力,护理人员应主动关心产妇,增加其安全感,并鼓励产妇说出内心的感受。

# 参 考 文 献

[1] 龚丛芬.神经内科护理基础与实践[M].长春:吉林科学技术出版社,2017.

[2] 周秀荣.实用临床神经科护理精编[M].长春:吉林科学技术出版社,2017.

[3] 闫金辉.内科护理[M].北京:高等教育出版社,2019.

[4] 王玉华.实用神经内科护理[M].长春:吉林科学技术出版社,2017.

[5] 李雪梅.神经内科疾病临床护理[M].长春:吉林科学技术出版社,2017.

[6] 郑萍萍.新编内科护理技术[M].长春:吉林科学技术出版社,2019.

[7] 赵凤琴.现代临床内科护理与实践[M].汕头:汕头大学出版社,2019.

[8] 岳海凤.现代内科护理基础与实践[M].哈尔滨:黑龙江科学技术出版社,2019.

[9] 魏燕.实用临床护理实践[M].长春:吉林科学技术出版社,2019.

[10] 王晓艳.临床外科护理技术[M].长春:吉林科学技术出版社,2019.

[11] 马晓霞.实用临床护理技术[M].长春:吉林科学技术出版社,2019.

[12] 王绍利.临床护理新进展[M].长春:吉林科学技术出版社,2019.

[13] 徐宁.实用临床护理常规[M].长春:吉林科学技术出版社,2019.

[14] 宋宇,徐菲.神经内科护理[M].北京:人民卫生出版社,2019.

[15] 黄杰.普通外科疾病临床诊疗与护理[M].长春:吉林科学技术出版社,2017.

[16] 刘巍,常娇娇,盛妍.实用临床内科及护理[M].汕头:汕头大学出版社,2019.

[17] 丁四清,毛平,赵庆华.内科护理常规[M].长沙:湖南科学技术出版社,2019.

[18] 陈仁霞.内科护理临床经验[M].长春:吉林科学技术出版社,2019.

[19] 张华.临床呼吸内科疾病护理[M].北京:中国人口出版社,2018.

[20] 刘丽琴.现代内科护理精粹[M].西安:西安交通大学出版社,2018.

[21] 李辉.实用内科护理新思维[M].北京:科学技术文献出版社,2018.

[22] 陈雪.实用内科护理新思维[M].天津:天津科学技术出版社,2018.

[23] 张宏.现代内科临床护理[M].天津:天津科学技术出版社,2018.

[24] 王阔.心内科临床护理与实践[M].天津:天津科学技术出版社,2018.

[25] 田姣,李哲.实用普外科护理手册[M].北京:化学工业出版社,2017.

[26] 马雯雯.现代外科护理新编[M].长春:吉林科学技术出版社,2018.

[27] 郭秀兰.新编实用临床外科护理知识[M].长春:吉林科学技术出版社,2019.

[28] 石会乔,魏静.外科疾病观察与护理技能[M].北京:中国医药科技出版社,2019.

[29] 鲁昌盛.外科护理[M].长沙:中南大学出版社,2019.

[30] 庞云燕.实用临床外科护理摘要[M].长春:吉林科学技术出版社,2019.

[31] 王慧.临床外科护理技术与应用[M].长春:吉林科学技术出版社,2019.

[32] 肖瑞霞.实用骨科护理规范[M].长春:吉林科学技术出版社,2019.

[33] 李宝丽,刘玉昌.实用骨科护理手册[M].北京:化学工业出版社,2019.

[34] 吴媛.临床骨科护理新思维[M].天津:天津科学技术出版社,2019.

[35] 吴小玲.临床护理基础及专科护理[M].长春:吉林科学技术出版社,2019.

[36] 程萃华,张卫军,王忆春.临床护理基础与实践[M].长春:吉林科学技术出版社,2019.

[37] 胡卓弟.实用临床护理技术[M].长春:吉林科学技术出版社,2019.

[38] 那孝花.骨科护理对降低患者疼痛的效果评价[J].中国药物与临床,2019,19(17):3066-3067.

[39] 于秀丽.分析瞳孔改变在神经内科护理工作中的意义[J].中国医药指南,2020,18(3):339-340.

[40] 张素红,周莉娅,黄晓哲.呼吸内科护理管理中临床护理保护的应用效果研究[J].现代医药卫生,2020,36(2):260-262.

[41] 吴亚华,沈华.护理风险管理对心内科护理质量的影响[J].中医药管理杂志,2019,28(13):142-143.

[42] 李凌燕.人性化护理在妇产科护理中的应用[J].继续医学教育,2020,34(7):101-103.